Der Weg nach Innen
durch den Yoga des Klangstroms

W0322482

Dr. JULIAN P. JOHNSON

Pfad der Meister

Der Weg nach Innen
durch den Yoga des Klangstroms

DREI EICHEN VERLAG

Die Transkribierung der Sanskritwörter erfolgte nach den internationalen Regeln der Übertragung der Devanagarischriftzeichen in römische Buchstaben.

Die Aussprache bzw. Schreibweise folgender Buchstaben weicht vom deutschen Sprachgebrauch ab.

J = dsch
sh = sch
ch = tsch
y = i

ISBN 3-7699-0444-3

Titel des englischen Originals: „The Path of the Masters"

Verlagsnummer 444

Alle Rechte an der deutschen Fassung vorbehalten

© 1969 by Drei Eichen Verlag

Nachdruck, auch auszugsweise, die fotomechanische Wiedergabe, sowie die Bearbeitung als Hörspiel, die Übertragung durch Rundfunk dieser und der nach ihr hergestellten Fassungen, bedürfen der ausdrücklichen Genehmigung des Drei Eichen Verlages.

4., überarbeitete Auflage 1994

Gesamtherstellung: Ebner Ulm

Inhaltsübersicht

Dem Meister Sawan Singh Ji gewidmet

Kurz vor der Ermordung Präsident Lincolns – so geht die Geschichte – kam ein Schwarzer mit seinem 12jährigen Sohn zu ihm. Mit tränenüberströmten Gesicht fiel er vor dem großen Befreier auf die Knie und sagte: „Master Lincoln, ich bin nur ein armer Sklave, und alles, was ich habe, ist mein Junge hier. Aber mein Herz ist voller Liebe und Dankbarkeit für alles, was Ihr für mich und meine Leute getan habt. Viel kann ich Euch nicht anbieten, aber ich möchte Euch diesen Jungen und mich selbst als lebenslange Diener geben. Wir werden Euch als Sklaven frohen Herzens dienen, indem wir Euch allein durch die Bande der Liebe verbunden sind."
Mit mir verhält es sich ähnlich: Alles, was ich habe, ist mein Kind – dieses Buch – und ich selbst. Beides möchte ich Euch, meinem Befreier, geben.

Julian Johnson

Vorwort

Dieses Buch ist die gekürzte Ausgabe vom „Pfad der Meister", den Dr. Julian Johnson, ein amerikanischer Arzt und Chirurg, unter Leitung und Inspiration des Großen Meisters Maharaj Baba Sawan Singh geschrieben hat.
Da SANT MAT, die Lehre der Meister, in der westlichen Welt völlig unbekannt war, hat Dr. Johnson diese in einem umfangreichen Werk ausführlich dargestellt. Unter anderem brachte er eine umfassende Darstellung aller Religionen und philosophischen Systeme und ihre Beziehung zur Lehre der Meister sowie eine detaillierte Darstellung der menschlichen Psyche und der Situation des Menschengeschlechtes im Lichte der SANT MAT-Lehre.
Seit dem Erscheinen des Buches im Jahre 1939 ist jedoch des öfteren der Wunsch nach einer kürzeren Ausgabe geäußert worden. Diesem Wunsch entspricht das vorliegende Buch, das zum Teil auf der gekürzten Fassung, 1962 von Joseph Leeming herausgegeben, größtenteils aber aus einer direkten Übertragung aus dem oben genannten „Pfad der Meister" resultiert.
„Pfad der Meister" ist einer der vielen Namen für die Wissenschaft der Befreiung, Rettung und Erlösung, wie sie von den großen Meistern gelehrt wird, die vom Höchsten Herrn immer wieder auf diese Erde entsandt wurden und werden. Im Osten wird diese Wissenschaft „SANT MAT" genannt, d. h. die Lehre der Heiligen oder der wahren Meister.
Die Lehre der Meister enthält stets dasselbe System, durch das wir höheres Bewußtsein und Befreiung vom Zyklus von Geburt und Tod erlangen können. Sie ist eine Wissenschaft, die auf Gesetzen geistiger Natur beruht und deren Wahrheit

durch die persönliche Erfahrung jedes Eingeweihten nachgeprüft werden kann.
Der Pfad der Meister beruht auf der ältesten Wissenschaft auf Erden, die im Osten schon in prähistorischer Zeit gelehrt wurde. In jüngerer Zeit waren Kabir, Tulsi Das, Shamsi-Tabris, Maulana Rum, Guru Nanak und seine neun Nachfolger die bekanntesten Vertreter dieser Lehre. Ihnen folgte Tulsi Sahib und schließlich Shiv Dayal Singh von Agra (1818–1878), später als Swami Ji bekannt geworden, der als Gründer der SANT MAT-Lehre in der heutigen Form betrachtet wird.
Einer der treuesten Schüler Swami Jis war Huzur Baba Jaimal Singh (1839–1903), der von seinem Meister zur Verbreitung der Lehre in den Punjab entsandt wurde. Er ließ sich am Westufer des Flusses Beas nieder, dort, wo heute die Dera Baba Jaimal Singh steht.
Ungefähr acht Monate vor seinem Tod ernannte Baba Jaimal Singh seinen Schüler Sardar Sawan Singh (1858–1948) zu seinem Nachfolger. Diese Ernennung vollzog sich gemäß dem seit langem herrschenden Brauch der großen Meister, wonach jeder Meister einen seiner Schüler auswählt und zu seinem Nachfolger bestimmt.
Unter dem Meister Sawan Singh wurde die Dera erheblich vergrößert und die Zahl der Eingeweihten wuchs beständig. Vor seinem Hinscheiden im Jahre 1948 ernannte er zu seinem Nachfolger Sardar Bahadur Jagat Singh, der bis zu seinem Tod im Jahre 1951 die Geschicke der Dera leitete.
Sardar Bahadur seinerseits bestimmte Sardar Charan Singh Grewal, einen Enkel des Meisters Sawan Singh, zu seinem Nachfolger. Fast 40 Jahre führte dieser das Werk Baba Jaimal Singhs, des Gründers der Dera, in großartiger Weise fort. Und bis zu seinem Tod im Juni 1990 weihte er mehr als 1,2 Mio. Seelen aus allen Teilen der Welt in die SANT MAT-Lehre ein.

Zu seinem Nachfolger bestimmte er Maharaj Gurinder Singh (geboren 1955), den gegenwärtigen Meister, so daß auch heute aufrichtigen Suchern der Weg zum lebenden vollkommenen Meister ermöglicht wird.

„Selig sind die, welche den Wert und die Bedeutung des menschlichen Lebens verstehen gelernt, einen Meister gesucht und gefunden haben und von ihm in die Geheimnisse des Göttlichen Wortes eingeweiht worden sind. Für sie hat der Tod seinen Schrecken verloren, da sie die Schwelle des Todes bereits während ihres Lebens überschritten haben." (Jag Mohan Lal)

So wird das Werk des ewigen Vaters fortgesetzt und von den großen Meistern des Göttlichen Wortes, den Älteren Brüdern und Rettern der Menschheit, durch die Zeiten geleitet.

August 1994 Der Herausgeber

Einleitung

In diesem Buch geht es nicht um indische Philosophie, Vedantismus oder einen anderen indischen Kult. Der Pfad der Meister ist auch keine Religion im geschichtlichen Sinn. Er ist vielmehr eine wissenschaftliche Methode, die den Menschen in die Lage versetzt, in das Reich Gottes einzutreten und es zu erfahren, während er noch im irdischen Körper lebt. Der Pfad der Meister ist ein Weg der Gotteserfahrung, der Erlösung und endgültigen Befreiung vom Leben in der materiellen Welt. Er lehrt, daß der eigentliche Sinn und Zweck des menschlichen Lebens darin besteht, dieses Ziel zu erreichen.

Zum erstenmal in der Geschichte der Menschheit wird durch dieses Buch die SANT MAT-Lehre der westlichen Welt durch einen Schüler vermittelt, der aus der westlichen Hemisphäre stammt. Das Werk ist demzufolge aus der Perspektive des Westens mit seinem religiösen, philosophischen und psychologischen Hintergrund geschrieben. Der Meister möchte damit dem Verlangen einer immer größer werdenden Zahl derer entgegenkommen, die in den formalen und zeremoniellen Religionen oder in den verschiedenen Yogasystemen und transzendentalen Philosophien, die der westlichen Welt dargeboten werden, keine Befriedigung mehr finden.

Der Meister möchte in diesem Zeitalter wissenschaftlicher Großtaten der Welt ein System für geistigen Fortschritt geben, welches durch seine Ergebnisse überall nachprüfbar ist und allen wissenschaftlichen Ansprüchen entspricht. Zum erstenmal erhält die westliche Welt eine genaue wissenschaftliche Methode, die der sehnsüchtig verlangenden Seele aufzeigt, wie sie das Reich Gottes betreten und besitzen kann, von dem alle Propheten und Religionen künden. Viele

Bücher machen Andeutungen, beschreiben aber kein bestimmtes und erprobtes Verfahren, durch das jedermann sich noch in diesem Leben zu den höchsten Himmeln erheben kann. Das vollständige Wissen haben nur die Meister; sie haben nun zum erstenmal ihre geistige Wissenschaft in diesem Umfang allen zugänglich gemacht.
Jahrhundertelang wurde den Menschen gesagt, sie seien der Tempel Gottes, ohne ihnen aber zu zeigen, wie sie diesen Tempel betreten und Gott dort begegnen könnten. Die Wissenschaft der Meister zeigt nun die Methode auf, in den Tempel Gottes zu gelangen. Sie gibt uns den Schlüssel zu diesem Tempel und stellt es dem Suchenden anheim, die Tür zu öffnen und einzutreten.
Seitdem die ersten Menschen darüber nachzusinnen begannen, was wohl jenseits des Todes liegt, stand die Menschheit schweigend an den Gräbern ihrer Lieben und schauderte vor dem Dunkel-Unbekannten. Für die Meister und ihre Schüler aber gibt es kein Dunkel-Unbekanntes.
Was nach dem Tode kommt, wissen sie genausogut, wie sie die Tatsachen unseres Erdenlebens kennen. Wieso? Weil die Meister und ihre fortgeschrittenen Schüler die Fähigkeit haben, die Pforten des Todes beliebig — wann und sooft sie wollen — zu durchschreiten, um zu erkunden, was es dort gibt, um dann in das gewöhnliche Leben zurückzukehren. So haben sie den letzten Feind besiegt, während sie noch in diesem Körper leben.
Seitdem die Menschen langsam aus ihrer vorgeschichtlichen Stumpfheit, in die sie gesunken waren, erwacht waren und zu denken begonnen hatten, dämmerte es ihnen, daß sie als hilflose Opfer von tausend Übeln mit den Gezeiten dahintrieben, von scheinbar blinden Gewalten hin- und hergerissen und dauernd behindert, bedrängt und gequält, daß sie müde, erschöpft und kranken Herzens aus tausend Wunden

bluteten. Sie konnten nur äußerst wenig tun, ihre Lage zu ändern. Wer hätte nicht seine Unfähigkeit erkannt, mit den zahllosen Feinden, die beständig auf seinem Wege lauerten, fertig zu werden? Die Meister und ihre Schüler jedoch sind nicht so hilflos. Sie sind nicht wie Spreu im Winde. Ein Meister ist wirklich ein Meister. Für ihn und seine Schüler hat das Leben keine ungelösten Probleme und der Tod keine Schrecken. Die Zukunft ist für sie ein offenes Buch, und Freude begleitet sie während des ganzen Tages wie süßes Glockengeläute. Die ganze Welt sucht nach dem Glück — hier ist der königliche Weg zu wirklichem, bleibendem Glück.

Die Meister lehren, daß Kasteiung Zeit- und Energievergeudung ist und fast immer zu größerer Selbstgefälligkeit führt. Sie schreiben ein ganz bestimmtes Verfahren vor, nach dem jeder innere Erleuchtung erlangen kann — genauso sicher und vollständig wie z. B. Buddha sie einst erlebte. Einige Stunden täglich den richtigen Übungen gewidmet, wie vom Meister beschrieben, führen mit unfehlbarer Sicherheit zu gegebener Zeit zur inneren Erleuchtung.

Viele Menschen im Westen kennen das wirkliche Indien nicht. Sie wissen nicht um seine wirklich großen Meister, die seine Seele sind. Von ihnen sind seit undenkbaren Zeiten Ströme des Lebens zur Heilung der Völker ausgegangen. Sie sind schon immer das Licht der Welt gewesen. Die Sonne des geistigen Ruhmes Indiens beginnt jetzt erst die Welt zu erleuchten. Er besteht aber weder in der Weisheit der Veden noch in dem Leben und den Worten des erhabenen Buddha; er ist vielmehr in seinen lebenden Meistern verkörpert.

In ihnen hat die uralte Weisheit, die geistige Wissenschaft lebendige Gestalt angenommen. In ihnen ist das Wort der Wahrheit Fleisch geworden und lebt unter den Menschen. Die lebenden Meister, die jetzt das große Werk weiterführen,

sind der heutige Christus, die Älteren Brüder, die Retter der Menschheit. Nicht endende Dankbarkeit der Schüler gebührt ihnen, deren liebevolle Güte den Osten mit dem Westen bereits in einem Strom lebendigen Lichtes verbunden hat.
SANT MAT, die Lehre der Heiligen, wie diese geistige Wissenschaft der Meister genannt wird, ist immer ein und dieselbe gewesen, seitdem der erste große Meister diesen Planeten betreten hat. Sie hat sich nie verändert und kann sich nicht verändern, denn sie war von Anfang an eine in sich vollkommene Wissenschaft, die von vollkommenen Menschen begründet wurde und deren Urheber der Schöpfer selbst ist.
Die Lehre der Meister geht weit über das hinaus, was die bestehenden Religionen lehren, steht aber kaum im Widerspruch zu deren fundamentalen Aussagen. Geistig Suchende sollten dies im Auge behalten und sich nicht durch dogmatische Vorurteile in ihren Untersuchungen stören oder aufhalten lassen. Diese Wissenschaft wird als Ergänzung dessen geboten, was die geistig Suchenden schon ihr eigen nennen, gleich, wer sie sind oder welcher Organisation sie angehören. Sie will ihnen nichts nehmen, sondern zusätzliches Licht geben.
Wenn ein Suchender in seinem Leben jemals spürt, daß er etwas entdeckt hat, was ihn einen Schritt näher zum Licht bringt, dann kann er das Alte aufgeben und sich dem Neuen zuwenden. Er sollte es jedoch nicht so tun, als ob er etwas Falsches und Wertloses wegwürfe, sondern er sollte das Alte ehrfurchtsvoll ablegen, wie etwas, das seinen Zweck erfüllt hat. Das Licht des Verstehens muß immer zunehmen, wenn Völker und Menschen zu den höheren Ebenen geistigen Bewußtseins aufsteigen.
So ist also das System der Meister keine Religion. Es mischt sich auch in keine Religion ein und versucht nicht, sie zu

untergraben. Was der Mensch an Gutem haben mag, das behält er, und deshalb vermehrt sich sein Schatz. Darüber besteht kein Zweifel. Die Meister wollen keine Religion entwurzeln oder ersetzen. Die inneren Erlebnisse auf diesem Pfad übertreffen an Wert bei weitem alle geistigen Erfahrungen, die durch irgendeine Religion zu gewinnen sind; dabei gerät der Pfad jedoch mit keiner Religion in Konflikt.

Sir James Jeans weist in seinem „Mysterious Universe“ darauf hin, daß die Schulwissenschaft die letzte Wirklichkeit noch nicht entdeckt hat, und Professor Max Müller, der bekannte deutsche Indologe stellt die Frage: „Wer sind denn die Blinden? — Die, welche die inneren Welten nicht sehen können.“

Die Wissenschaft der Meister kann den Menschen mit der letzten Wirklichkeit in Kontakt bringen, und es gibt heutzutage Menschen, die mit dieser Wirklichkeit bewußt in Verbindung stehen.

Jede Lehre, die auf die Gedankenwelt der Menschheit einen bleibenden Einfluß ausüben oder ihrem Leben eine Richtung geben will, darf sich nicht nur an das Gefühlsleben und die Vorstellungswelt der Menschen wenden; sie muß vielmehr einen geistigen Aufstieg herbeiführen, der die Lebensführung verändert. Die Lehre, die sich im innersten Wesen der Menschen verankern soll, muß sich darüber hinaus auch an die Ratio, den Verstand wenden. Die Tage sind vorbei, da denkende Menschen etwas auf die Autorität eines Buches oder Priesters hin annehmen. Die Lehre muß auch rational vollziehbar sein. Gerade hier wendet sich die Wissenschaft der Meister am eindringlichsten an denkende Menschen. Sie entspricht der Vernunft, sie ist wissenschaftlich, sie befriedigt den Intellekt.

Die folgenden Seiten bringen die Lehre der Meister in ihren wesentlichen Punkten. Es soll dabei betont werden, daß diese

Lehre und die Methode der Meister auf persönlichen Erfahrungen beruhen. Vermutungen und bloßer Glaube hat in ihrer Wissenschaft keinen Platz. Darin unterscheidet sich diese Wissenschaft von den Religionen. Die Meister, die den Pfad bis zu den höchsten Regionen gegangen sind, können sich in der Wirksamkeit ihrer Methode nicht irren. Sie sind in der Lage, ihre Schüler so zu führen, daß sie zu denselben Erfahrungen gelangen.

Die geistige Wissenschaft der Meister macht die *persönliche Erfahrung* zum Prüfstein für die Wahrheit der Lehre. Die Methode ist ganz einfach und klar und kann von jedermann verstanden und erlernt werden. Daher ist die Wissenschaft der Meister universal; alle Völker und Nationen der Erde, alle Menschen können sie sich zunutze machen.

Der Mensch ist die höchste Form der Schöpfung auf diesem Planeten; aber er ist hier nur Gast. Wenn ihm einmal die Augen geöffnet sind, erkennt er, daß diese Welt nicht seine Heimat ist und daß er hier nur ein Fremder und weit entfernt vom Palast seines Vaters ist, in dem das lebendige Licht brennt.

Immer schon bildete den eigentlichen Kern der Religionen das Bemühen, Gott zu erkennen, ihn zu schauen. Alle Bemühungen um Gotteserkenntnis schlagen indes fehl, es sei denn, daß man dem Pfad der Meister folgt, denn es gibt keinen anderen Weg zu Gott. Es gibt nur eine Methode, ihn zu erkennen: den Pfad der Meister.

Wenn der Schüler eines Meisters die höheren Regionen betritt und dort mit seinem eigenen, verfeinerten Sehvermögen Gott erblickt und wenn er die zauberhafte Musik des WORTES Gottes, den hörbaren Lebensstrom vernimmt, dann beginnt er, ihn zu erkennen. Aber selbst hier ist seine Erkenntnis noch nicht vollständig. Erst wenn er mit Hilfe des Meisters und des Lebensstromes zu noch höheren Regionen emporsteigt und

dort sein eigenes Sein mit dem Höchsten Gott verschmilzt, dann erst erfährt er vollkommene Gotteserkenntnis.
Weder der Verstand noch religiöse Zeremonien können zu wirklicher Gotteserkenntnis und Gotteserfahrung führen. Sie ist vielmehr ein persönliches Erlebnis, das auf dieser irdischen Ebene nicht möglich ist. Um Gott zu erkennen, müssen Geist und Seele des Menschen auf eine höhere Ebene gelangen, in das Reich des Lichtes und der Wahrheit. Dorthin führt jedoch nur der Pfad der Meister.
Bei seinem Aufstieg zu den höchsten Regionen gelangt der Schüler eines vollkommenen Meisters nach *Daswan Dwar*, der dritten Region auf dem Pfad. Dort erblickt er sich selbst als reinen Geist, von allem Stofflichen befreit. Das ist der Augenblick, in dem er die wahre Selbsterkenntnis erlangt. Wenn er dann weiter aufsteigt und zur vierten und fünften Region gelangt, erblickt er dort den Allerhöchsten, und seine Seele wird eins mit ihm. Das erst ist wahre Gotteserkenntnis, die in der Gotteserfahrung besteht, wie bereits Shankaracharya gelehrt hat, als er sagte: „Gott kann nur durch Erfahrung *(anubhava)* erkannt werden."
So möge denn der Leser den PFAD DER MEISTER beschreiten. Dabei spielt es keine Rolle, ob er in fünf, zehn oder zwanzig Jahren ans Ziel kommt.

Dr. Julian Johnson
1939

Das Weltbild der Meister

Die Schöpfung und ihre Reiche

Die Wissenschaft der Meister befaßt sich neben dem Menschen und seinem Schicksal auch mit dem Weltall, von dem der Mensch ein Teil ist. Niemand kann seine Stellung innerhalb der großen Ordnung der Dinge und den letzten Sinn seines Lebens begreifen, wenn er nicht einen Begriff vom Universum hat, von dem er ein Teil ist und zu dem er in Beziehung steht.

Unter dem Wort Universum, wie es hier gebraucht wird, ist unendlich viel mehr als die Milchstraßen, Sonnen und Planeten zu verstehen, die unseren Astronomen bekannt sind. Vielmehr ist damit das große Universum der Universen gemeint, das eine Unzahl höherer und feinerer Welten jenseits der Reichweite aller Teleskope einschließt, die außerhalb der Grenzen des physischen, stofflichen Weltalls liegen.

Die Kosmologie der Meister ist einzigartig, weil die Meister ein weitaus größeres Wissen haben als jeder andere Mensch. Ihr Tätigkeitsbereich liegt weit jenseits aller Sonnensysteme des stofflichen Universums. Sie kennen jene Universen, und die nichtstofflichen und übersinnlichen Regionen sind ihnen ebenso vertraut wie die Flüsse und Berge dieses Planeten. Wie ein offenes Buch liegt die Geschichte der gesamten Schöpfung vor ihrem inneren Auge ausgebreitet.

Die drei großen Reiche

Die Meister lehren, daß die Schöpfung in drei Großbereiche eingeteilt ist. Das physische Universum ist der kleinste

Bereich und von den größeren und feineren Welten umgeben. Die drei Bereiche sind:

I. *Sat Desh*, das bedeutet das wahre oder ewige Land. Es ist die höchste und einzig vollkommen reine Region, das Reich des reinen Geistes, frei von jeder Art Materie, das Reich der Wahrheit, der höchsten Wirklichkeit, das weder Tod noch Vergänglichkeit noch Unvollkommenheit kennt.

Der höchste Teil dieser Region ist der Sitz des höchsten Schöpfers und unzähliger Scharen rein geistiger Wesen von gottgleicher Größe und Herrlichkeit. Sie erfreuen sich höchster Glückseligkeit und sind voll geistiger Aktivität. Dieser Bereich ist der höchste aller Himmel, dessen Schönheit keine Sprache der Welt beschreiben kann.

Sat Desh hat eine so unermeßliche Ausdehnung, daß man dem menschlichen Verstand keinerlei Begriff davon vermitteln kann. Das ganze physische Weltall mit seinen zahllosen Sonnen und Planeten würde sich wie ein paar dunkle Flecken in dem klaren und leuchtenden Himmel von *Sat Desh* ausnehmen.

Sat Desh ist der große Mittelpunkt, um den sich alle anderen Welten drehen. Es ist das erhabene Zentrum der gesamten Schöpfung und der Sitz des höchsten Schöpfer-Gottes, des Erhalters alles Lebenden bis zu den entferntesten Grenzen der Schöpfung.

Von diesem Mittelpunkt des Lebens, des Lichtes und der Kraft fließt der große Schöpferstrom, das WORT, hinaus und hinab, um alle anderen Regionen zu erschaffen, zu lenken und zu erhalten. Wie die Radiowellen von einem großen Sender ausgestrahlt werden, so geht dieser Strom von diesem Bereich aus. Es ist der hörbare Lebensstrom, der göttliche Klangstrom, der als himmlische Harmonie mit dem geistigen Ohr vernommen werden kann.

Sat Desh ist die Region der Unsterblichkeit. Sie bleibt vom

Weltuntergang, aber auch von der sogenannten großen Auflösung ebenso verschont wie ihre Bewohner.

Der Großbereich *Sat Desh* besteht aus vier Regionen. Jede hat ihre eigenen Merkmale und ihren eigenen Herrn oder Lenker. Ihre Namen sind:

Radha Soami Dham — Wohnstätte des Herrn der Seele, des höchsten Schöpfers. Sie wird auch *Anami Lok* — unnennbare Region genannt.

Wenn der Name RADHA SOAMI (Herr der Seele) dem höchsten Herrn zugeschrieben wird, so besteht doch völlige Klarheit darüber, daß kein Name ihn beschreiben, kein Gedanke ihn erfassen kann und keine Sprache von ihm zu künden vermag. Er ist der gestaltlose, allumfassende Eine. Er ist der überpersönliche, unendliche Ozean der Liebe. Alles Leben und alle Geistigkeit, alle Wahrheit und alle Wirklichkeit haben ihren Ursprung in ihm. Er ist ganz Weisheit, Liebe und Kraft.

Alle sichtbaren Herrscher aller Regionen sind seine Manifestationen. Er nimmt Gestalt an, um seine gnadenvollen Absichten in der ganzen Schöpfung auszuführen. Diese Herrscher sind zwar alle seine Gestalt, jedoch gibt ihn keine vollkommen wieder. Er selbst bleibt gestaltlos, überpersönlich und alles durchdringend.

Die nächste Ebene unter der höchsten ist *Agam Lok,* die unzugängliche Region, und die dritte *Alakh Lok,* die unsichtbare Region.

Die letzte dieser höchsten Ebenen ist *Sach Khand,* die wahre Heimat. Sie ist der Ausgangspunkt aller Seelen, das Haus des Vaters, von dem sie vor langer Zeit herabgestiegen sind, um in den niedrigeren Welten Erfahrungen zu sammeln. Sie ist die Heimat, zu der die großen Meister ihre Schüler führen.

Das Licht all dieser vier Bereiche ist für einen Sterblichen unvorstellbar stark und intensiv. Man kann es mit irdischer Sprache nicht beschreiben. Der große Meister *Swami Ji* faßt seine Darstellung dieses großen Bereiches einfach in den Worten zusammen: „Jede Region, alles ist mit Worten einfach nicht zu beschreiben. Welche Schönheit und Herrlichkeit! Wie kann ich sie beschreiben? Nichts auf Erden vermag eine Vorstellung davon zu vermitteln. Ich bin hilflos."

II. *Brahmand.* Der zweite Großbereich ist *Brahmand,* d. h. das „Ei des Brahm". Das Wort bezieht sich auf die Form und auch auf seinen Herrn oder Lenker, in Sanskrit *Brahm* genannt. Dieser Bereich besteht vorwiegend aus geistiger Substanz, ist aber mit einer gewissen Menge reiner, vergeistigter oder geläuterter Materie, der feinsten Art von Materie, vermischt. Dieser Abschnitt wird „stofflich-geistige" Region genannt, weil der Geist in diesem Bereich vorherrscht. Aber die Geistigkeit dieser Region läßt immer mehr nach, je weiter man hinabsteigt. Die unteren Schichten werden immer gröber und mehr und mehr mit Materie vermischt.

Die Bewohner von *Brahmand* sind glücklicher als wir uns vorzustellen vermögen; sie sind aber nicht unsterblich. Sie leben äußerst lange und machen schließlich einen Wandel durch, etwa dem Tode bei der großen Auflösung ähnlich, wenn ganz Brahmand zu dem Zustand vor seiner Erschaffung zurückkehrt. Eine solche Auflösung stellt sich erst nach einem langen Zeitenzyklus ein. *Brahmand* ist von ungeheurer, unvorstellbarer Ausdehnung, aber sehr klein im Vergleich zum ersten Großbereich. In seinen beiden unteren Bereichen liegen das Paradies und die meisten Himmel der bestehenden Religionen.

Brahmand ist in vier Regionen eingeteilt:

Bhanwar Gupha, wörtlich „rotierende Höhle". Der Name bezieht sich auf das Kreisen der Region um den ersten

Großbereich. *Bhanwar Gupha* ist die Vorhalle oder der Eingang zu *Sach Khand,* der Wahren Heimat.

Als nächstes kommt *Daswan Dwar* oder die Zehnte Pforte. Von der Region darunter, *Trikuti,* heißt es, daß sie im Innern eine Burg mit neun offenen Pforten habe. Die Zehnte Pforte, die nach *Daswan Dwar* führt, ist geschlossen. Daher wird *Daswan Dwar* selbst die Zehnte Pforte genannt, das Land jenseits der Zehnten Pforte.

Trikuti ist die nächst niedrigere Region. Es bedeutet „Drei Hervorragende" und zwar deshalb, weil sich drei hervorragende Berge dort befinden. Es ist die Region des universellen Geistes; ihr Herrscher ist *Brahm.*

Sahans Dal Kanwal, die „Lotusblume mit den 1000 Blütenblättern", ist die unterste Region von *Brahmand* und daher dem physischen Universum am nächsten. Diese Region wird oft die *Astralebene* genannt. Ihr Name stammt von einer großen Lichterballung in ihrer „Hauptstadt", die das herrlichste und fesselndste Schauspiel bildet, wenn man sich dieser Welt nähert. Diese große Lichtergruppe ist in Wirklichkeit das „Kraftwerk" des physischen Universums. Aus diesem Kraftwerk fließt die Kraft, die unsere physische Welt erschaffen hat und jetzt erhält. Jedes dieser Lichter hat eine andere Schattierung oder Tönung; sie bieten ein unglaublich schönes Schauspiel, wenn man diese außergewöhnlich schöne Stadt des Lichtes betritt.

Brahmand ist weder unsterblich noch unvergänglich; auch seine Bewohner sind es nicht. Viele von ihnen glauben jedoch, daß sie Unsterblichkeit erlangt haben, da sie dort sehr lange leben. Es gibt indes keine wirkliche Unsterblichkeit, bevor man nicht *Sat Desh* erreicht hat. Alles unterhalb von *Sat Desh* ist dem Tod und der Auflösung unterworfen.

Es gibt zwei Arten von Auflösung. Die erste — einfache

Auflösung genannt — umfaßt die beiden untersten Regionen in *Brahmand, Trikuti* und *Sahans Dal Kanwal* sowie das physische Universum. Sie tritt erst nach vielen Millionen Jahren ein. Die zweite — die große Auflösung — tritt nach unbeschreiblich langen Zeiträumen ein und umfaßt das physische Universum und alle vier *Brahmand*-Regionen. *Sat Desh* — über *Brahmand* — ist unsterblich und unvergänglich, erlebt also niemals eine Auflösung.

Beide Auflösungen umfassen das ganze physische Universum, jede Sonne, jeden Mond und jeden Planeten. Dann werden alle Sterne mit ihren Satelliten vernichtet. Nun folgt eine Periode der Dunkelheit, die genausolange dauert wie das Universum vorher bestanden hat. Nach Ablauf dieser Periode der Dunkelheit findet eine neue Schöpfung statt, und die Himmel beleben sich wieder mit funkelnden Sternen. Mit jeder neuen Schöpfung beginnt ein neues „Goldenes Zeitalter" für jeden Planeten und seine Bewohner. Aber zwischen kleineren Auflösungen gibt es auch Erneuerungsperioden für das Leben jedes Planeten, in denen goldene Zeitalter den dunklen folgen.

III. *Pinda*, das physische Universum, ist der dritte und unterste Großbereich. Es ist die Region grober physischer Materie mit einem begrenzten Anteil von Geist, der für ihr Leben notwendig ist; denn alles Leben hängt vom Geist ab. Doch herrscht hier die Materie vor, daher nennt man sie die „geistig-materielle" Region.

Diese Region umfaßt alle materiellen Sonnen und ihre Planeten, von denen unsere eigene Erde ganz unbedeutend ist. All die unzähligen, unseren Astronomen bekannten Millionen von Universen sind nur ein ganz kleiner Teil der großen *Pinda*-Region. Und die ganze *Pinda*-Region, die sich weit über die Reichweite irgendeines Teleskops hinaus in den Raum erstreckt, ist kaum mehr als ein Pünktchen, das in dem

Himmel der *Brahmand*-Region schwebt. All diese physischen Universen bewegen sich übrigens in endlosem Reigen um die größere *Brahmand*-Region und werden von ihr erhalten, genauso wie *Brahmand* selbst von der Region darüber erhalten wird.

In diesem untersten aller Schöpfungsabschnitte, in dem wir jetzt leben, ist im Vergleich zu *Brahmand* nur wenig Licht und ein niedriger Grad von Leben vorhanden. Mit *Sat Desh* verglichen herrscht hier äußerste Finsternis, und das Leben hier ist kaum wahrnehmbar. Diese Welt ist in ihrem Wesen grob, plump, träge und voller Unvollkommenheit, was auf den Mangel an Geist zurückzuführen ist.

Dieser Zustand latenter Geistigkeit ist der Boden, dem alles Übel entspringt. Übel ist einfach Dunkelheit, Mangel an Licht, was wiederum Mangel an Geist bedeutet. *Pinda* ist so arm an Geist, daß es sich in einem Zustand dumpfer Trägheit befindet, über dem tiefe Schatten lagern. Diesem Zustand entspringen all die mannigfaltigen Schwierigkeiten, denen die Sterblichen auf dieser niedrigen Lebensebene begegnen.

Wenn man diese unterste Ebene verläßt und den Aufstieg beginnt, nehmen Licht und Geist zu und damit Leben, Schönheit und Glück. Dies ist alles dem erhöhten Anteil an Geist in den aufeinanderfolgenden, höheren Welten zuzuschreiben. Liebe, Macht, Weisheit, Rhythmus und Vollendung jeder Art nehmen die Stelle der negativen Lebensbedingungen ein, die in den unteren Regionen des Alls überwiegen.

Es soll hier darauf hingewiesen werden, daß die Vollkommenheit einer Region, Welt, Person oder Sache genau dem ihr innewohnenden Grad an Geistsubstanz entspricht. Umgekehrt offenbaren sich Unvollkommenheiten entsprechend dem Mangel an Geist. Die Zustände, die wir böse nennen, zeigen sich in dem Maße, wie die Materie vorherrscht. So ist also ein *Mangel an Geist* die einzig verhängnisvolle Krankheit des physischen Universums. Alle anderen Krankheiten entstehen daraus.

Die Himmel, von denen die Weltreligionen sprechen, befinden sich in den unteren Bereichen *Brahmands,* des zweiten Großbereiches über dem physischen Universum. Es läßt sich in der Tat feststellen, daß es viele Himmel gibt, einer über dem anderen, der eine jeweils schöner und größer als der darunterliegende. Diese unermeßlichen Himmelswelten erstrecken sich über unvorstellbare Dimensionen.

Die höheren Himmel aber sind nur den wahren Meistern, den Meistern des hörbaren Lebensstromes bekannt. Aus diesem Grund muß jemand, der zu den höchsten himmlischen Regionen gelangen will, einen wirklichen Meister suchen, der ihm den Weg dorthin zeigen kann und ihm hilft, ihn zu gehen, denn niemand kann höher gehen als sein Meister.

Auf dem Pfad der Meister tritt der Schüler mit vollem Bewußtsein in die höheren Welten ein. Dort schaut er die Lichtgestalt seines Meisters und hört die bezaubernde Musik der höheren Ebenen. Dort ist keine Täuschung mehr möglich; der Schüler kann mit dem Meister sprechen und empfängt von ihm seine Unterweisung. Hier beginnt er zu *wissen* und nicht mehr nur zu glauben.

Der Allerhöchste und die Herrscher des Universums

Soweit sich die Geschichte zurückverfolgen läßt, haben die Menschen immer wieder die Frage nach dem Dasein Gottes, nach seinem Wesen und seiner Beziehung zum Menschen und zur Schöpfung gestellt und erörtert. Wir befassen uns hier

nicht mit diesen vielen Gedanken und Überlegungen; sie sind alle das Ergebnis des begrenzten Menschenverstandes.
Den Meistern zufolge, die nach freiem Willen zur Wohnstätte des wahren Gottes aufsteigen, gibt es einen alles erhaltenden Allerhöchsten, die Quelle von allem, was ist. Seine Haupteigenschaften sind Weisheit, Liebe und Macht. Die großen Meister stimmen darin überein, daß es eine höchste, unendliche Wesenheit gibt, die aus reinem Geist besteht und die Höchste Region bewohnt und durchdringt, von der sie sich in alle unteren Regionen der ganzen Schöpfung projiziert und sie durchdringt.
Der Allerhöchste ist ohne jede Grenze. Er ist höchster Geist, der sich in einem lebenden Strom fortbewegt, durch das All pulsiert und alles Seiende durchdringt und belebt. Er ist das dynamische Leben alles Lebendigen, allumfassend, alldurchdringend, allgegenwärtig und alles erhaltend. Er ist absolutes Sein.
Diese gütige, allumfassende, alles erhaltende Macht, die aus Liebe, Weisheit und Kraft in ihren höchsten wahrnehmbaren Manifestationen besteht, ist namenlos; und doch nennen wir sie mit verschiedenen Namen. *Radha Soami*, Herr der Seele, nannte der große Meister, Swami Ji, das Höchste Wesen. Radha bedeutet „ursprüngliche Seele" und Soami „Schöpfergott", von dem die Seele hinabstieg. Den Meistern zufolge ist die Wohnstatt des Allerhöchsten die gewaltige Region *Radha Soami Dham*, die achte Region über dem physischen Universum und die höchste Region aller Regionen.

Die Herrscher des Universums

Die Große Hierarchie ist die großartige Schar von Göttern, Herrschern, Schöpfern und Statthaltern aller Regionen des erschaffenen Universums. Wir haben von den drei Großbereichen des Universums, die aus acht großen, höheren Regionen und dem physischen Universum bestehen, bereits gehört. Jeder dieser Abschnitte enthält viele, ja fast unzählige Unterabschnitte. Nun gibt es in jedem Unterabschnitt, jeder Sphäre oder Region, und zwar von der obersten bis hinab zur untersten, einen Gebieter oder Herrscher oder Statthalter. Diese Gebieter, Herrscher und Statthalter sind große Seelen, die der Allerhöchste mit der Erfüllung der ihnen in den einzelnen Regionen zugewiesenen Pflichten betraut hat. Jeder von ihnen ist mit gewissen gottähnlichen Kräften und Vorrechten ausgestattet, wozu unter anderem die Schöpfungskraft zählt.

Die Schöpfung, Lenkung und Erhaltung des gesamten Universums der Universen liegt in den Händen dieser großen geistigen Hierarchie, die nach Rang und Macht vom Höchsten Zentralen Geist bis zum Menschen hinabreicht.

Ein jeder ist in seiner Sphäre der göttliche Mittelpunkt für die Aussendung der schöpferischen Lebenskräfte. Sie alle verrichten ihre Arbeit in vollkommener Übereinstimmung mit dem Höchsten Willen.

Um zu einem besseren Verständnis des Wesens der Hierarchie zu gelangen, ist es am besten, sich den Schöpfungsvorgang, wie er von den Meistern beschrieben wird, kurz zu vergegenwärtigen.

Als der Allerhöchste das All ins Leben rufen wollte, bestand sein erster Schritt darin, den ersten „Tätigkeitsbrennpunkt“ zu schaffen, was man von seiner Wohnstatt in *Radha Soami Dham* als einen Schritt nach außen oder unten ansehen kann. Die Meister nennen diesen ersten Tätigkeitsbrennpunkt *Agam Lok*, oder die Unzugängliche Region. Ihr Herrscher, *Agam Purush* oder Unzugänglicher Herr, der gleichzeitig ins Dasein gerufen wurde, war die erste persönliche Manifesta-

tion des Allerhöchsten. Die ganze spätere Schöpfung mußte nun durch diese erste persönliche Manifestation fortgeführt werden.
Die höchste schöpferische Kraft, die jetzt durch *Agam Purush* wirkte, rief als nächstes den folgenden unter ihr liegenden Bereich, den die Meister *Alakh Lok* oder die Unsichtbare Region genannt haben, und ihren Herrn, *Alakh Purush,* ins Dasein. Dann wurde durch ihn der dritte Unterabschnitt und dessen Gebieter erschaffen. Diesen Bereich nennen die Meister *Sach Khand* oder Wahre Heimat und seinen Herrscher *Sat Purush,* den Wahren Herrn.
Nun war es an *Sat Purush,* die ganze schöpferische Tätigkeit unterhalb seines Reiches fortzusetzen. Auf genau dieselbe Weise wurde jede weitere Region geboren und gleichzeitig ihr Gebieter erschaffen, der die Verantwortung für seinen Bereich übernahm. Dieser Vorgang wiederholte sich bis zur letzten Region, gerade oberhalb des physischen Alls. Das ist *Sahans Dal Kanwal,* wie wir bereits gehört haben.
Der Herr dieses Bereiches ließ in Ausübung der ihm übertragenen Macht pflichtgemäß das ganze physische All entstehen. Damit war der ganze Schöpfungsvorgang abgeschlossen.
In Wirklichkeit war der Schöpfungsvorgang aber nicht so einfach, wie es nach dieser Darstellung den Anschein hat, sondern äußerst kompliziert. Es wurden nicht nur ein paar Großbereiche erschaffen, sondern zahllose Unterabschnitte, Zonen und Unterzonen, Region nach Region und Ebene nach Ebene. Jede unterscheidet sich von allen anderen und wird von einem vom Schöpfer ernannten Herrscher oder Gebieter regiert, der über die Macht verfügt, die den ihm übertragenen Pflichten entspricht.
Es gibt also eine große Anzahl einander untergeordneter Welten; jede kreist um eine höhere Welt oder Region, etwa

wie die Planeten um die Sonne. Es besteht nicht nur ein physisches Universum, sondern zahllose, und jedes hat seinen eigenen Herrscher. Es gibt also nicht nur eine Welt wie diese, sondern unzählige, die sich alle um ihre Sonne drehen.

So sehen wir also, daß es von der höchsten Region aller Schöpfung, *Agam Lok,* bis hinab zum letzten und kleinsten bewohnbaren Planeten oder Planetoiden, der inmitten der zahllosen Sterne schwebt, allenthalben „Götter" und geistige Herrscher gibt, die von dem Allerhöchsten durch seine Hierarchie von Untergebenen ernannt worden sind. Jeder von ihnen hat die Pflicht, den Willen und die Absicht des Allerhöchsten zu erfüllen. Sie sind alle seine Gouverneure, seine Vollzugsorgane, seine ordnungsgemäß ernannten Statthalter. Wie schon erwähnt, untersteht jeder dieser Herrscher dem nächst höheren und erhält seine ganze Macht von ihm.

Auf diese Weise wurde das ganze Universum der Universen erschaffen und geordnet, und so wird es jetzt von der Großen Hierarchie regiert. Unterstes Glied dieses Regierungskörpers ist der Herrscher jedes einzelnen Planeten, das Höchste ist *Agam Purush,* der Unzugängliche Herr, der die erste persönliche Offenbarung der Universalmacht darstellt. Jedes einzelne Glied dieser Großen Hierarchie ist Herr über alles, was ihm unterstellt ist und jeder überträgt seine Macht auf den nächsten unter ihm Stehenden.

Am Fuß der Großen Hierarchie steht der Mensch. Jeder Angehörige des Menschengeschlechts hat seine ihm eigene Aufgabe, die ihm vom Herrscher des Planeten Erde zugeteilt wurde. Bewußt oder unbewußt wirkt der Mensch höheren Weisungen gemäß und dient so der Höchsten Macht.

Die Welt treibt nicht einfach zufällig und chaotisch dahin. Sie bewegt sich in Übereinstimmung mit dem Willen des Aller-

höchsten. Sie muß das vom Höchsten Herrn gewollte Endziel erreichen; keine Macht kann seine Absichten vereiteln.
Wir müssen uns immer vor Augen halten, daß der Allerhöchste zu jeder Zeit die oberste Leitung über die Welt innehat und immer alles zum Besten, d. h. zur Erreichung seiner Ziele führt. Darüber besteht kein Zweifel. So sicher, wie die Planeten in ihrer Bahn kreisen, wird auch diese Welt sich weiterbewegen, wie der Allerhöchste es wünscht. Kein Mensch und keine Menschengruppe kann die Welt zerstören, keine Nation oder Gruppe von Nationen kann den Plan des Schöpfers zum Scheitern bringen. Es wäre töricht, sich zu beunruhigen.
In dieser großartigen geistigen Rangordnung nehmen die Großen Meister eine einzigartige Stellung ein. Sie sind die größten unter den Menschen, da sie Gott-Menschen, lebende Verkörperungen des Höchsten Vaters selbst sind. Daher unterstehen sie auch nicht dem Planetenherrscher oder einem anderen untergeordneten Herrscher der Großen Hierarchie, sondern dem Allerhöchsten selbst. Sie üben die Vollzugsgewalt für Ihn auf Erden aus und haben eine besondere Pflicht, die sich von der aller anderen Angehörigen der Hierarchie unterscheidet: Sie retten Seelen aus dem Mahlstrom der materiellen Welt und bringen sie hinauf zu geistiger Freiheit nach *Sach Khand,* ihrer Wahren Heimat, der fünften Region über dem physischen Universum.
Das ist ihre Hauptaufgabe, und ihr kommen sie unter der unmittelbaren Aufsicht des Allerhöchsten selbst nach, völlig unabhängig von irgendeinem seiner Untergebenen, den Herrschern oder Statthaltern niederer Bereiche.
Dieser einzigartige Dienst ist ihnen zugewiesen, weil dies der Weg des Ewigen Vaters ist, Menschenseelen die Möglichkeit zu geben, dieser Knechtschaft, diesem Gefängnis der Illusionen zu entrinnen. Ohne die Meister wären alle Seelen dazu

verdammt, sich unendliche Zeiten lang durch diese Bereiche des Stofflichen, diese Welten der Schmerzen und des Schattens zu bewegen.

Durch die Meister hat der Ewige Vater in seiner liebevollen Güte allen die Mittel, der Knechtschaft zu entrinnen, an die Hand gegeben. Zugleich hat der Allerhöchste diesen stofflichen Bereich zu einer Erziehungsstätte für uns gemacht. Wenn wir den Gegebenheiten und zum Teil widrigen Umständen hier tapfer begegnen und unsere Arbeit tun, wie sie uns vom Meister zugewiesen wurde, werden wir selbst zu Meistern und erheben uns über alle stoffliche Knechtschaft zu Welten des Lichts und der Freude.

Die Negative und die Positive Macht

In den Lehren der Heiligen wird häufig KAL, die „Negative Macht“ erwähnt. Ihre Stellung in der Großen Hierarchie sollten alle Suchenden kennen und verstehen: Sie ist jenes Glied der Großen Hierarchie, das von seinem Hauptquartier auf dem Gipfel *Trikutis* aus — der zweiten Region oberhalb des physischen Universums — über *Trikuti, Sahans Dal Kanwal* und das physische Universum herrscht. Der Negativen Macht unterstehen viele Untergebene, die unter ihrer Leitung genauso ihre Pflicht erfüllen, wie sie selbst die Anordnungen ihres Vorgesetzten, des Höchsten Vaters, ausführt.

Indiens alte Weisen glaubten, die gesamte Schöpfung bestünde aus den drei großen Unterabschnitten des Universums, die von der Negativen Macht beherrscht werden. Darüber hinaus ging ihr Wissen nicht. Die Negative Macht wurde so als der höchste Gott der Schöpfung angesehen.

Für die großen Meister ist sie deswegen die Negative Macht,

weil sie sich am negativen oder unteren Schöpfungspol befindet und viele Regionen über sich hat. Nur die großen Meister wissen, daß sie eine untergeordnete Stellung in der Großen Hierarchie einnimmt. Sie kennen auch ihre Unvollkommenheiten im Vergleich zu den Mitgliedern der Großen Hierarchie, die höhere Stellungen einnehmen.

Im Gegensatz zu dieser Negativen Macht sprechen die Meister von *Sat Purush,* dem Wahren Herrn, dem Herrscher von *Sach Khand,* der fünften Region über dem physischen Universum, als der Positiven Macht. Wenn er auch noch nicht die höchste aller Offenbarungen des Allerhöchsten ist, wird er doch im allgemeinen von den Meistern als unser Himmlischer Vater und Schöpfer angesehen.

Tatsächlich ist er das auch für uns. Kein Mitglied der Großen Hierarchie unter ihm hat die Macht, Seelen zu erschaffen. Sie haben gewisse Gewalt über alles andere, können Seelen aber weder erschaffen noch vernichten. In *Sat Purush* gelangt die höchste schöpferische Kraft zum ersten Male im gesamten *Sat Desh,* dem ersten und höchsten Großen Abschnitt, zu vollendeter persönlicher Manifestation. Die beiden großen Herrscher über ihm, *Agam Purush* und *Alakh Purush,* stehen dem Universalen so nahe und unterscheiden sich so wenig von ihm, daß *Sat Purush* allgemein als die erste wirklich individuelle Verkörperung des Allerhöchsten angesehen wird.

So offenbart er sich als oberste vollziehende Gewalt der ganzen Schöpfung unterhalb der drei allerhöchsten Regionen. Sein Bereich, *Sach Khand,* ist also der Regierungssitz des gesamten Systems der Universen. *Sat Purush* ist wirklich der Allerhöchste, der Gestalt annimmt und seinen Thron als König der Könige an den Pforten der obersten Region errichtet. Er ist der Herrscher-Gott, mit dem die großen Meister es vorwiegend zu tun haben, wenn sie ihren gött-

lichen Auftrag ausführen, Seelen zur endgültigen Heimat zurückzuführen.
Ihm huldigen alle Untergebenen, und von ihm erhalten sie alle ihre Anweisungen. Er ist der Große Vater, der Höchste Lichtspender aller großen Meister. Zu ihm müssen wir alle zurückkehren, wenn wir jemals wieder in unsere ursprüngliche Heimat in der höchsten aller Regionen eingehen sollen. Er ist unser wahrer „Himmlischer Vater". Er ist unser Gott.
Alakh Purush, Agam Purush und der Namenlose, der Allumfassende, sind dem beschränkten menschlichen Verstand so gänzlich unbegreiflich, so unergründlich und unpersönlich, daß wir uns ihnen nicht einmal in Gedanken zu nähern vermögen. *Sat Purush* hingegen steht auf halbem Wege zwischen dem Unendlichen Licht und dem erschaffenen All. So dürfen wir uns ihm also, sobald wir von jeglicher Unvollkommenheit geläutert worden sind, zu gegebener Zeit nähern, ihn mit unseren verklärten Augen schauen und werden von ihm huldvoll willkommen geheißen.
Bis dahin haben wir es während unseres Aufenthaltes in diesem dunklen Bereich des Stofflichen mit der Negativen Macht zu tun. Mit ihr müssen wir uns in unserem Kampfe um geistige Befreiung auseinandersetzen. Ihre Pflicht ist es zu versuchen, uns hier festzuhalten; umgekehrt ist es die unsere, zu versuchen zu entkommen. Dieser Kampf läutert und stärkt uns und macht uns für unsere Heimreise tauglich. Dieser stete Kampf, dieses Ringen in einem Chaos von Schmerz, Blut und Wehklagen ist das Ergebnis unseres eigenen Karmas, von dem wir geläutert und gereinigt werden sollen, damit wir für unseren Aufstieg in die Heimat bereit sind.
Wir sollten uns nicht entmutigen lassen; denn all das ist vom Vater so zu unserem Besten geplant. Es ist etwa so, wie wenn man sich im Turnen übt. Wenn wir den Schwierigkeiten im rechten Geist begegnen, werden wir großen Nutzen daraus

ziehen. Der Sinn von Leid und Kampf ist es, uns zu läutern und die Sehnsucht in uns zu erwecken, uns über die Regionen des Leides und der Finsternis zu erheben.

Zur Zeit wohnen wir im Reiche der Negativen Macht. Unsere erste Pflicht ist es, unseren Weg zurück in unsere wahre Heimat zu finden. Solange, wie wir hier sind, sind wir den Gesetzen dieser Region unterworfen. Diese Gesetze der Negativen Macht meinen wir, wenn wir von den Naturgesetzen sprechen. Die Negative Macht ist der Urheber aller Naturgesetze, wie wir sie kennen, denn sie ist der Schöpfer und Herr des physischen Weltalls.

Aber wichtiger für uns ist, daß sie nicht frei von Unvollkommenheiten ist, im Vergleich zum Herrn über alles, *Sat Purush*. Sie ist die Negative Macht, und als solche hat sie auch gewisse negative Eigenschaften. Natürlich ist sie im Vergleich zum Menschen sehr erhaben, voller Licht, Güte, Weisheit und Macht. Nur wenn wir sie mit der höheren Positiven Macht vergleichen, wird ihr geringeres Licht offenbar.

Am Fuß der Großen Hierarchie steht die Menschheit. Wenn der Mensch mit all diesen Mächten über sich einträchtig zusammenarbeitet, wird er ihrer Hilfe teilhaftig werden und am Ende zu der Stufe aufsteigen, wo er einen Meister finden und dann seinen endgültigen Heimweg antreten kann.

Das Böse in der Welt

Zu allen Zeiten wurde der Mensch durch das Problem des Bösen in der Welt verwirrt, denn selten konnte er seine Lebensbedingungen mit der Vorstellung von einem weisen und liebenden Schöpfer und Lenker aller Dinge in Einklang bringen. Einige haben deshalb die Existenz des Bösen überhaupt in Abrede gestellt.

Wenn das Böse aber existiert, so muß Gott dafür verantwortlich gemacht werden. Diese Annahme jedoch wirft wiederum eine Unmenge weiterer philosophischer Probleme auf, so daß mancher Philosoph auch die Existenz Gottes in Abrede gestellt hat. Wie könnte es einen guten Gott geben, der eine Welt voller Leid und Sünde regiert?

Die Wissenschaft der Meister nun zeigt eine Lösung dieses Problems auf, die den Forderungen der Vernunft und Logik gerecht wird.

Die Meister lehren, daß es in einem Universum, das von einem allweisen Gott geschaffen wurde, das Böse nicht gibt. Es gibt nur verschiedene Grade des Guten, des Lichtes. Letzten Endes existiert weder das Böse in der Welt noch die Sünde. Beides existiert nur in unserer beschränkten Einsicht in die Wirklichkeit.

Die Meister sehen im Bösen nur einen Schatten, einen Zustand der Unvollkommenheit, gewissermaßen eine Begleiterscheinung der Entwicklung. In unserer Unwissenheit halten wir die Dunkelheit für etwas Reales und tappen daher im Schatten umher. Ein Mensch, der das Licht nie gesehen und niemals von ihm gehört hat, wird nicht vermuten, daß er sich in der Dunkelheit befindet. Für ihn ist die Dunkelheit das Normale. Genauso ist es mit dem Bösen. Nur wenn wir wissen, daß es das Gute gibt, spüren wir den Schmerz des Bösen.

Um die Existenz des Bösen in der Welt zu erklären, haben manche Philosophien und Religionen einen Gegenspieler Gottes, das personifizierte Böse, angenommen. Tatsächlich sprechen auch die Meister von einer Macht der Dunkelheit, von einer Negativen Macht, die aber dem Höchsten Herrn unterworfen ist. Diese Macht herrscht über die Regionen von Geist und Materie und stellt die dunkle Seite der Schöpfung dar. Das bedeutet nicht, daß die Negative Macht in sich böse

ist, aber es liegt in der Natur der Dinge, die wir böse nennen, daß sie negativ, also weniger gut sind.
Vom erhabenen Gesichtspunkt des Allerhöchsten aus existiert das Böse nicht. Leiden und Schmerzen und das sogenannte Böse, all diese negativen Erfahrungen können aber den Menschen auf den Pfad der Liebe und des Lichtes bringen. Je früher diese Umkehr stattfindet, desto besser, auch wenn manchmal ein großes Maß an Leiden nötig ist, um dem einzelnen oder dem Menschengeschlecht als Ganzem die Lektion zu erteilen. Das Leiden kann eine große verborgene Gnade sein. Man kann sagen, daß alles, was der Mensch in dieser Welt böse nennt, das Leiden eingeschlossen, zum Ziele hat, den Leidenden zum Pfad der Liebe zu bringen. Wenn es nur diesen Grund für das Leiden in der Welt gäbe, würde es genügen.
Diese Welt ist und sollte nie ein Ort vollkommenen Glückes für den Menschen sein, sondern vielmehr eine Stätte der Erziehung und somit des Kampfes und des Leidens, in der er solange verweilen muß, bis er genug gelernt hat, um nach einem Ausweg zu suchen. Wenn er dieses Stadium erreicht hat, ist die Zeit seiner Erziehung in dieser Welt vorüber. Seine Entwicklung hier ist abgeschlossen, und er ist für einen Aufstieg in höhere Regionen reif. Der Zweck, für den er ursprünglich zu dieser Region des Leidens und der Schmerzen gesandt wurde, ist erfüllt, und der Allerhöchste ist bereit, ihm in der wahren Heimat einen königlichen Empfang zu bereiten.
So ist es die Aufgabe des sogenannten Bösen, den Geist des Menschen zu reinigen, bis er schließlich bereit ist, mit Freuden den Willen seines Vaters zu erfüllen.

Die Lehre der Meister

Der Klangstrom

Der *Shabd,* der Klangstrom ist das Wesentliche in der Wissenschaft der Meister. Er *ist* der Pfad der Meister.

Der Klangstrom ist das WORT oder der LOGOS der Bibel, der Heilige Geist. Er ist die Offenbarung Gottes in seiner dynamischen Form. Das WORT Gottes ist nicht ein geschriebenes Wort, sondern eine Offenbarung Gottes, die von den Schülern eines wahren lebenden Meisters in Form einer bezaubernden und inspirierenden inneren Musik gehört werden kann. Das WORT ist die höchste Macht in der Schöpfung, die uns läutert und emporträgt, das Mittel, durch das die Seelen ihre Erlösung erlangen können.

Man hört den Klangstrom nicht mit dem leiblichen Ohr. Jeder Mensch hat die Fähigkeit, ihn zu hören. Dazu ist allerdings die Entwicklung des inneren Hörvermögens notwendig, das jeder Mensch besitzt und das nach den Anweisungen eines lebenden Meisters ausgebildet werden kann. Das Hören des WORTES bereitet höchste Freude, denn es weist auf unsere letzte geistige Freiheit hin. Die Meister geben ihren Schülern genaue Anweisungen, wie dieses innere Hören entwickelt werden kann. Danach kann man den Klangstrom im Innern genauso deutlich und vollkommen hören, wie irgendwelche Töne oder Geräusche mit dem leiblichen Ohr.

Es ist ein erhebendes Erlebnis, sich an den Harmonien des WORTES zu erfreuen, im inneren Bewußtsein die göttlichen Melodien zu hören. Das sanfte Echo der erhabenen Musik tönt durch alle unteren Welten und ist dabei doch nur wie das Raunen der wahren, göttlichen Musik.

Diese göttliche Harmonie kann nur vernehmen, wer nach innen geht. Der Weg nach Innen kann aber nur unter der Führung eines Meisters beschritten werden.
Die innere Musik ist so hinreißend, so fesselnd, daß jeder, der sie hört, alles andere vergißt. Er wird mit so großer Kraft nach oben gezogen, daß die ganze Welt unwirklich und belanglos für ihn wird. Durch die Kraft dieser Melodien wird man buchstäblich zu den höchsten Himmeln emporgezogen, von wo sie ausgeht. So wird das WORT das eigentliche Heilmittel für die Erlösung von dieser Welt, von der Gefangenschaft durch die Sinne und von Leid und Schmerz.
Dieser große geistige Strom ist nicht nur das Herzstück der Wissenschaft der Meister, sondern er ist auch die höchste Wirklichkeit des gesamten Universums. Er ist das eigentliche Wesen und Leben aller Dinge, „das, was die Welt im Innersten zusammenhält", wie es in Goethes „Faust" heißt.
Nicht von ungefähr beginnt daher das erste Kapitel des Johannesevangeliums mit der Verkündigung des Klangstroms:

> „Im Anfang war das WORT, und das WORT war bei Gott, und Gott war das WORT. Alle Dinge sind durch dasselbe gemacht, und ohne dasselbe ist nichts gemacht, was gemacht ist."

Hier wird nachdrücklich festgestellt, daß das WORT mit Gott, dem Schöpfer identisch ist.
Obwohl diese Feststellung heute von vielen Weltreligionen nicht verstanden wird, kündigt sie dennoch von dem Vorhandensein der Natur und der Kraft des Hörbaren Lebensstromes; denn das WORT oder Gottes WORT und der Lebensstrom sind ein und dasselbe.
Logos war der griechische Ausdruck, den die Neuplatonische Schule verwendete, deren Meister die östliche Weisheit zum

Teil kannten. *Logos* bedeutet göttliches Wort. Was von Gott unmittelbar ausgeht, ist sein WORT. Immer wenn Gott „spricht" oder handelt, gibt es einen Klang, den man hören kann. Das ist seine „Stimme".

Nicht nur die Schriften der christlichen Religion, sondern praktisch alle anderen Religionen erwähnen Gottes WORT, wenn es ihren Gründern bekannt war und von ihnen gelehrt wurde. In verschiedenen Sprachen wird es in ihren Schriften mit WORT, Göttlicher Klang, Innere Musik, Gottes Stimme, Gottes Name usw. bezeichnet.

Dieses WORT ist der Allerhöchste selbst, der in dynamischer Tätigkeit nach außen strömt. Es ist der göttliche Strom, die Klangwelle oder der Klangstrom, begleitet von Licht, der ununterbrochen von Gott selbst ausgeht, das ganze Universum durchflutet und alles darin durchdringt und erhält. Er ist nicht nur eine Ausstrahlung Gottes, sondern Gott selbst. Wie St. Johannes schreibt: Das WORT ist mit Gott und ist Gott. Durch das WORT wurde alles ins Dasein gerufen, und durch das WORT wird jetzt die Schöpfung erhalten.

Die unendliche Kraft des Allerhöchsten ist nicht statisch oder latent; sie ist im höchsten Grade dynamisch. Das WORT oder der Hörbare Lebensstrom ist diese göttliche Kraft im Offenbarungsvorgang. Nur durch ihren göttlichen, himmlischen Klang, durch diese mächtige, leuchtende Musikwelle, die erschafft und bezaubert, kann man den Allerhöchsten sehen und hören.

Dieser große Strom von Leben, Licht und Klang ist das Wesentlichste der Wissenschaft der Meister. In diesem Punkt unterscheidet sich ihre Lehre von allen anderen Wissenschaften oder Systemen geistiger Erziehung und Yoga-Arten. Er ist das Schutz- und Kennzeichen, an welchem man einen wirklichen Meister erkennen und von allen anderen unterscheiden kann. Niemand ist oder kann ein echter Meister

sein, der das Göttliche Wort nicht lehrt und lebt. Es ist niemandem möglich, ein geistiger Meister höchsten Grades zu werden, wenn er diesen geistigen Klangstrom nicht bewußt zur Vollendung seiner Entwicklung benutzt.
Der Strom des WORTES ist, wie gesagt, der Schöpfer selbst, der zum Reich der Geisteskräfte und der Materie in einem ewigen Strom göttlicher Geistigkeit fließt. Er ist der Heilige Geist der Bibel, während der Meister der Sohn und der Höchste Gott der Vater ist. Diese drei bilden die Heilige Dreieinigkeit der Kirche. Gott-Vater ist der Höchste Herr. Der Meister ist ein Mensch, der mit Gott-Vater eins ist, und der Wortstrom göttlicher Macht ist der Heilige Geist im Offenbarungsvorgang überall im Universum. Jeder, der durch die Ausbildung eines Meisters ein erwachtes, höheres Bewußtsein erlangt, kann ihn sehen und hören. Wenn man ihn hört, hört man Gott, wenn man ihn spürt, spürt man Gottes Macht.
Dieser Strom, der vom höchsten Schöpfungszentrum des Universums ausgeht, bewegt sich zweifach: zentrifugal und zentripetal. Einerseits entfernt er sich von der höchsten und zentralen Macht aller Schöpfung, andererseits fließt er wieder zu ihr zurück. Alle Kraft und alles Leben bewegen sich auf diesem Strom und scheinen nach außen zu den äußersten Grenzen der Schöpfung hin zu fließen; und wiederum scheint das Leben auch auf diesem Strom zu seinem Ursprung zurückzukehren. Als Menschen haben wir es vorwiegend mit dem rückläufigen Strom zu tun.
Diesem Strom müssen wir uns anvertrauen, um zu unserer ursprünglichen Heimat zurückzukehren. Wenn der Meister uns bei der Einweihung mit ihm verbindet, dann beginnen wir unseren Heimweg, indem wir diese und alle anderen vergänglichen Welten hinter uns lassen.
Dieser Strom des Wortes Gottes ist „die stille, kleine Stimme“

des Gewissens, auch die „Stimme des Schweigens" genannt. Alles ist dieselbe göttliche Klangwelle, ganz gleich unter welchem Namen sie bekannt sein mag. Niemand soll sagen, es sei kein Ton, da man ihn mit dem leiblichen Ohr nicht hören könne. Die Radiowellen kann man mit dem körperlichen Ohr auch nicht eher hören, als bis sie durch das Empfangsgerät in Schallwellen verwandelt werden; und trotzdem sind auch sie letzten Endes Töne, wenn sie sich durch den Raum bewegen.

Die himmlischen Weisen dieser göttlichen, leuchtenden Wirklichkeit, das große geistige Orchester des Universums, diese Musik der Sphären, erfüllen nicht nur alle Räume von Stern zu Stern, sondern sie tönen mit noch weit entzückenderem Wohlklang durch alle höheren Regionen, weit jenseits der letzten Grenzen des physischen Universums. Je höher wir gehen, um so bezaubernder ist die Musik. In jenen höheren Welten ist sie weniger mit Materie vermengt und somit ungetrübter.

Wenn man die dritte Region auf dem Weg der Meister durchmessen hat, wird dieser hehre Klang so überwältigend anziehend, daß die Seele voller Ungeduld weiter aufwärts strebt. Sie geht ganz in ihm auf. Er ist ihr Leben, ihre Freude, ihre geistige Nahrung.

Mit unbeschreiblichem Zauber schwingen seine himmlischen Töne durch jedes lebende Wesen, groß oder klein, von Welt zu Welt, von All zu All. Wer nicht darin geübt ist, kann seine lebenspendenden Weisen nicht hören; aber es gibt in der ganzen Schöpfung kein lebendes Wesen, dessen Leben nicht von diesem Strom abhängig wäre.

Nichts könnte ohne diesen Strom auch nur einen einzigen Augenblick leben. Alles Leben und alle Kraft kommen aus ihm. Von der emsig laufenden Ameise bis zum Donnerschlag, von der Flutwelle bis zum Sonnenzyklus kommt jede

Manifestation dynamischer Energie von diesem Strom göttlichen Lebens und göttlicher Kraft. Von den flammenden Himmelskörpern der Milchstraße bis zum Flackern einer Kerze erhalten sie alle ihr Licht und ihre Energie von dieser gewaltigen, zentralen Kraft. Die Wirkung der Schwerkraft, der Blitzstrahl, das Bilden von Gedankenformen, die Liebe der einzelnen Seele, alle kommen aus diesem Urstrom.

Was die Naturwissenschaft Energie nennt, ist lediglich eine Offenbarung dieses Lebensstromes, der „herabgestiegen" ist, um sich mit den niederen Schwingungen der Materie zu vereinigen. Wie die Elektrizität in der Luft ist er allgegenwärtig; er ist auch allmächtig. In ihm liegt alle latente und dynamische Energie. Er wartet nur die geeigneten Umstände ab, um als dynamische Kraft in dieser oder jener Form nach außen hin in Erscheinung zu treten. Unter vielerlei Gestalten tut er sich kund, von denen die meisten der Naturwissenschaft jedoch noch unbekannt sind.

Wer kann diesen gewaltigen, alldurchdringenden Strom göttlicher Energie begreifen, wer kann ihn analysieren? Von seinen Manifestationen her wissen wir aber, daß er wenigstens drei ganz wunderbare Eigenschaften hat: Liebe, Weisheit und Macht. Die größte von diesen ist die Liebe. Manche glauben, diese selbst-leuchtende Wirklichkeit habe nur eine Eigenschaft: Liebe. Dies würde vollkommen mit Jesu Lehre übereinstimmen, wenn er sagte: „Gott ist Liebe."

Was könnte man dem noch hinzufügen? Gott ist Liebe, und Liebe ist Gott. Sie sind ein und dasselbe und identisch mit dem Klangstrom, dem WORT oder dem Hörbaren Lebensstrom.

Wiedergeburt im Heiligen Geist

Wer im christlichen Glauben erzogen ist, den wird es interessieren, daß auch Jesus den Klangstrom erwähnte und lehrte, daß man durch ihn neugeboren wird. Genau dasselbe lehren alle großen Meister. Im Johannesevangelium spricht Jesus davon, daß man den Strom hört und sagt, daß man durch ihn die Wiedergeburt erlange:

> „Was vom Fleisch geboren wird, das ist Fleisch; und was vom Geist geboren wird, das ist Geist. Laß dich's nicht wundern, daß ich dir gesagt habe: Ihr müsset von neuem geboren werden. Der Wind bläst, wo er will, und du hörst sein Sausen wohl; aber du weißt nicht, woher er kommt und wohin er fährt. So ist ein jeglicher, der aus dem Geist geboren ist." (Joh. 3; 6–8)
>
> „Wahrlich, wahrlich, ich sage dir: Es sei denn, daß jemand von neuem geboren werde, so kann er das Reich Gottes nicht sehen." (Joh. 3; 3)

Dabei sollten wir nicht vergessen, daß Geist, Heiliger Geist, das WORT und der Klangstrom ein und dasselbe bedeuten. In diesen Versen macht Jesus es deutlich, daß der Geist des Menschen oder der geistige Mensch durch die Tätigkeit des Heiligen Geistes in der Form des Hörbaren Lebensstromes geboren wird. Wir wissen, daß er auf diesen Lebensstrom verwies, weil er so bestimmt sagt, daß man ihn hören kann — „du hörst sein Sausen". Das bestätigen alle großen Meister.

Bei der Neugeburt hört die Seele den Klangstrom des Heiligen Geistes so klar und deutlich, wie man das Rauschen des Windes in den hohen Fichten hört. Wie aber niemand genau sagen kann, woher der Wind ursprünglich kommt, vermag auch niemand zu sagen, wo der göttliche innere Klang seinen Ursprung hat und wohin er geht.

Es gibt keine neue Geburt ohne den Heiligen Geist. Auch kann man mit dem Klangstrom nicht in Verbindung treten, bis man einen wirklichen, lebenden Meister gefunden hat, der diese Verbindung herstellt. Damit wäre in wenigen

Worten die ganze Sache umrissen. Überall, wo in der Bibel der Ausdruck „Heiliger Geist“ gebraucht wird, bezieht er sich auf den Klangstrom.

Daß man den Klangstrom hören kann, wird in der Bibel auch im 2. Kapitel der Apostelgeschichte erwähnt, wo die Geschehnisse am Pfingsttage geschildert werden. Sie hörten einen Klang „wie von einem mächtigen Windesbrausen“ und erblickten alsdann Lichter wie Feuerzungen, die sich auf den Häuptern der Apostel niederließen. Da waren sie alle „vom Heiligen Geist erfüllt“ (Klangstrom) und fingen an zu predigen in anderen Zungen.

Es handelt sich hier um eine Erscheinung, die bei den Schülern jedes großen Meisters auftreten kann und oft auch tatsächlich eintritt. Es ist jedoch ein Erlebnis, das sich ganz am Anfang der geistigen Entwicklung einstellt. Auch andere Klänge (acht bis zehn verschiedene) hört man dann und wann während dieser Zeit. Man nimmt sie alle wahr, bevor man die wahren, klaren und mächtigen Klangharmonien des WORTES hört.

Zu Beginn der inneren Lichterfahrung nimmt der Schüler „Feuerzungen“ wahr, wie in der Apostelgeschichte des Neuen Testaments im 2. Kapitel berichtet wird. Danach sieht er das übersinnliche Licht in vielen anderen Formen und hört den Klangstrom immer deutlicher. Aufgrund dieser inneren Erfahrungen wird der Schüler mehr und mehr erleuchtet und von geistiger Kraft erfüllt.

„Vom Heiligen Geist erfüllt“ sein, heißt also, den Klangstrom hören, an ihm teilhaben und schließlich mit ihm eins werden.

Um die inneren Reiche des Lichtes zu sehen, muß ein Mensch von diesem Lebensstrom geboren und zum Licht geführt werden. Dieser Strom ist im Innern des Menschen, so wie auch das Königreich des Lichtes im Menschen liegt. Er muß sich nur nach innen wenden, um in dieses Reich zu gelangen. Die Meister lehren, daß man dieses Reich nur durch die Kraft des Klangstroms betreten kann.

Dieses Reich, oder besser gesagt, diese Reiche betreten die Meister und ihre Schüler bewußt und erfreuen sich bewußt daran, während sie auf dieser Welt leben. Um aber zu der bedeutenden Entdeckung jener höheren Reiche zu gelangen, muß der Mensch durch das Licht und die Kraft des WORTES wiedergeboren werden, sich nach innen wenden und eine Ebene höheren Bewußtseins betreten. Das heißt, daß er seine ganze Aufmerksamkeit von der Sinnenwelt abwenden und sein Bewußtsein zu einer geistigen Welt emporheben muß. Das alles vollbringt er mit Hilfe des Meisters und des Hörbaren Lebensstromes. Daher dessen entscheidende Bedeutung in der Wissenschaft der Meister.

Zu allen Zeiten haben die Meister immer und immer wieder jene bedeutsamen Worte Jesu wiederholt:

> „Laß dich's nicht wundern, daß ich dir gesagt habe: Ihr müsset von neuem geboren werden!" (Joh. 3, 7)

Wenn die Seele im Zeitpunkt ihrer Einweihung durch den Meister mit dem Lebensstrom verbunden wird, dann ist das der entscheidende Augenblick der Neugeburt. Die Vollendung dieser Geburt, die volle Entfaltung des inneren geistigen Lebens, ist aber ein langsamer Vorgang, ein ganz allmähliches Ins-Licht-Gelangen. Oft bezeichnen die Meister die leibliche Geburt des Menschen eher als einen Tod, weil sie den Abstieg in die Finsternis dieser Erde zur Folge hat. Die wahre Geburt aber findet statt, wenn man mit der großen, leuchtenden Wirklichkeit des Heiligen Geistes verbunden ist und durch seine erneuernde Kraft in das Licht gelangt. Das ist die neue Geburt, von der Jesus und alle anderen Meister sprechen.

Wenn es richtig ist, daß noch kein Mensch Gott gesehen hat, so ist es in dem Sinne zu verstehen, daß noch niemand ihn mit den leiblichen Augen erblickt hat. Auf den inneren und höheren Ebenen des Sehens und Hörens jedoch kann man Gott sowohl hören als auch sehen, in seiner Offenbarung als Himmlische Harmonien, als Göttliches Licht.
Um das zu erreichen, muß man zunächst nach einem lebenden Meister suchen und dann nach dessen Anweisungen handeln. Alle Eingeweihten eines lebenden Meisters, die sich den von ihm vorgeschriebenen Übungen widmen, sehen und hören Gott. Das ist keine Theorie. Es ist eine Erfahrungstatsache, die viele tausend Mal immer wieder bestätigt worden ist.
Der große schöpferische Strom kann mit elektromagnetischen Radiowellen verglichen werden, die den ganzen Raum erfüllen. Der menschliche Körper, genauer gesagt der Astralkörper, ist das Empfangsgerät. Das Empfangsgerät braucht nur eingeschaltet zu werden, um die Musik zu empfangen. Jeder Mann und jede Frau ist wie ein solches Empfangsgerät. Sobald der Meister es eingeschaltet hat, ist es bereit, die „reine, weiße Musik" zu empfangen, wie Kabir, der große indische Heilige des 15. Jahrhunderts, sie nennt.
Sicherlich hören nur wenige diese Musik sofort nach ihrer Einweihung. Es dauert einige Zeit, das innere Gehör zu entwickeln. Der ganze Körper, insbesondere der Geist und der Astralleib, müssen gereinigt und geläutert und sodann auf die höheren Schwingungen abgestimmt werden. Danach hört man die Musik klar und deutlich.
Das ist der Beginn der Neugeburt. Man ist dann voller Freude, denn nichts auf der Welt ist ihr vergleichbar. Sie ergreift von der Seele des Zuhörers Besitz, sie reinigt und erschafft ihn neu. So findet er sich als neuer und veränderter Mensch und als Bürger einer neuen und anderen Welt wieder.

Die Sinne verlieren ihre Anziehungskraft. Er ist unsterblich geworden. Wie kann der Schatten des Todes seinen Weg noch kreuzen? Er ist endgültig in den göttlichen Strom des ewigen Lebens eingegangen!
Wenn die Zeit für ihn gekommen ist, den Körper zu verlassen, geht er wie jemand, der ein altes Gewand ablegt. Auf der göttlichen Welle steigt er zum Herzen Gottes empor. Nie wieder kann Erdenkummer ihn überwältigen. Wie ein Mensch, der sich im Flugzeug in die Lüfte erhebt und die Fluten trüben Wassers unter sich zurückläßt, so erhebt er sich triumphierend über alle stürmischen Wogen der Leidenschaft und über jedes Übel.
Wenn man dieser Musik, die das innere, geistige Leben erweckt und entfaltet, einmal teilhaftig geworden ist, kann man nie wieder unglücklich sein. Noch lange nachdem unsere Aufmerksamkeit, die wir erneut auf die Dinge dieser Welt gerichtet haben, die Melodie wieder ausgeschaltet hat, hallt die Freude über sie in unserem ganzen Wesen wider. Dieselbe erhabene und freudige Wonne kann der Schüler aber jeden Augenblick wieder erleben. Er braucht sich nur hinzusetzen, sich zu konzentrieren und seine Aufmerksamkeit von der äußeren Welt abzulenken.
Von der heiligen Stunde an, in der der Schüler sein neues Leben beginnt und diese Musik hört, ist er niemals mehr allein oder einsam, auch wenn er fern von Heimat und Freunden weilt; denn er erfreut sich im wahrsten Sinne des Wortes der Gesellschaft Gottes. Der Allerhöchste ist stets bei ihm; er offenbart sich als die bezauberndste Harmonie des ganzen Universums. Diese süßen Klänge rufen den Neugeborenen ununterbrochen in seine wahre Heimat zurück. Er sehnt sich danach, auf dem Heimweg voranzukommen.

Der Weg nach Innen

Die Meister gebrauchen in ihrer Unterweisung oft den Ausdruck „nach innen gehen". Sie sprechen von „Welten" im menschlichen Körper und davon, daß man nach innen gehen muß, um den „Aufstieg" zu beginnen. Sie lehren ferner, daß dieses Nach-Innen-Gehen durch die Konzentration im *Tisra Til*, im „Dritten Auge" bewirkt wird.

Diese Ausdrucksweise mag manchen verwirren. Wir sollten jedoch genau verstehen, was die Meister damit andeuten. Viele Propheten und auch Jesus Christus sprechen davon, daß das Reich Gottes *im* Menschen liegt. (Luk. 17, 21) Das soll nicht heißen, daß sich im Körper des Menschen oder in seinem Gehirn Welten oder Königreiche befinden. Die Meister wollen damit vielmehr sagen, daß der *Zugang* zu den höheren Welten durch das Zurückziehen des Bewußtseins von der äußeren Welt und die Konzentration auf das eigene Innere erreicht werden kann.

Beim Surat Shabd Yoga erfolgt die Konzentration im Dritten Auge. Wenn diese Konzentration erreicht ist, befindet sich das ganze Bewußtsein im Innern, d. h. Geist und Seele haben die Welt der Phänomene verlassen und sich nach innen gewendet. Für den Menschen existiert dann die materielle Welt nicht mehr; sie ist vollständig aus seinem Bewußtsein verschwunden. Wenn das Bewußtsein an diesem Zentrum fixiert wird, sammeln sich nach und nach alle Kräfte des Geistes und der Seele und verlassen schließlich die physische Welt vollständig und dringen durch eine Art Öffnung in eine höhere Welt oder höhere Dimension des Bewußtseins ein. In diesem Augenblick durchschreitet die Seele das „Tor des Lichtes" und gelangt in eine neue Welt. Diese höheren geistigen Welten, die den unbegrenzten Raum erfüllen, werden von den Meistern „innere Welten" genannt. Es sind die Welten im Innern des Menschen, d. h. sie können mit seinem höheren Bewußtsein wahrgenommen werden, wenn er alle Aufmerksamkeit nach innen gerichtet hat.

Geistige Wachsamkeit

Jeder Schüler eines Meisters sollte ein waches Auge für seine mentalen Vorgänge haben. Sobald er mit seinem Bewußtsein die höheren Ebenen betritt, muß er sich vor Täuschungen hüten. Er muß sich darüber im klaren sein, daß sein Geist einerseits ein gefährlicher Feind, andererseits aber auch sein nützlichstes Werkzeug ist. Es ist von größter Wichtigkeit, den Geist, der zwar ein nützlicher Diener, aber ein schlechter Herr ist, jeden Augenblick zu beherrschen.

Nur der Schüler eines wahren Meisters kann sicher sein, daß er von seinem Geist nicht getäuscht wird, denn nur er kann zwischen Täuschung und Wahrheit unterscheiden, wenn er die höheren Ebenen betritt. Hier ist die Führung durch einen Meister unentbehrlich.

Die Methode der Meister bietet einen sicheren Schutz gegen die Gefahren, die dem Schüler drohen, wenn er beginnt, innere Erfahrungen zu machen. Der Meister gibt seinem Schüler ein wirksames Mittel in die Hand, jede innere Erfahrung zu prüfen und führt ihn mit wachem Bewußtsein durch die inneren Regionen. Der Meister in seiner Lichtgestalt steht dem Schüler auf seinem Weg durch die höheren Regionen bei.

Unter diesen Voraussetzungen kann der Schüler weder fehlgehen noch von seinem eigenen Geist oder dem eines anderen getäuscht werden. Er muß nämlich wissen, daß er auf dem inneren Weg unzähligen Arten von Geistwesen begegnen und von ihnen in Versuchung geführt werden wird.

Er wird auf hundert Weisen angelockt und jede seiner Gefühlsregungen wird ausgenutzt werden, um ihn fehlzuleiten. Nur unter der Leitung und dem Schutz seines Meisters ist er vollkommen sicher und gegen alle Versuchungen gefeit. Noch einmal soll betont werden, daß alles Gute vom inneren Licht in uns kommt. Nichts Wertvolles kann jemals vom irdischen Stoff oder von materiellen Gestalten ausgehen. All das ist vergänglich und nur von vorübergehendem Wert. Je tiefer jemand in die höheren Regionen der Wahrheit und Wirklichkeit eindringt, um so vollkommener ist sein inneres Licht. Mit der Hilfe des Meisters, der jeden Schritt auf dem inneren Weg kennt, entgeht der Schüler allen Irreführungen seines Geistes. Er wird keinen falschen Eindrücken zum Opfer fallen, noch irgendeinen Kult ins Leben rufen oder glauben, daß Gott ihn dazu innerlich angetrieben oder „berufen" hat. Gott spricht nicht unmittelbar zu den Menschen. Er leitet sie vielmehr durch das Naturgesetz und läßt sie so ihre Erfahrungen sammeln. Wenn sie diesem Gesetz folgen, so gut sie es vermögen, werden sie auf der Stufenleiter der geistigen Entwicklung aufsteigen.

Die andere Möglichkeit der Führung durch Gott besteht darin, einem Meister zu folgen. Der Höchste Herr hat es so angeordnet, daß ein Meister die Menschen zur Vollendung führen soll. Nur ein Meister kann eine Seele zum Licht führen und damit zurück zu ihrem Ursprung in der höchsten Region.

Es sei denn im Rahmen dieser beiden Möglichkeiten des Verkehrs mit dem Menschengeschlecht mischt sich Gott nicht in die Angelegenheiten der Menschen ein. Er spricht zu niemandem, niemand kann ihn sehen und er bewirkt auch keine Eindrücke im menschlichen Geist. Innere Stimmen und Gesichter haben nichts mit Gott zu tun. Wohl können irgendwelche Geistwesen oder körperlose Geister mentale

Eindrücke hervorrufen oder jemand im Innern ansprechen — Gott tut es jedenfalls nicht.

Noch eine weitere Warnung soll hier ausgesprochen werden: man hüte sich vor Visionen. Wenn man Geistwesen, Engel oder sogar Gott oder einen Heiligen im Innern sieht oder zu sehen glaubt, soll man sich nicht täuschen lassen.

Der Meister gibt seinem Schüler eine unfehlbare Methode zur Prüfung solcher Erscheinungen. Wer diese Methode nicht kennt, muß damit rechnen, daß er getäuscht wird. Die Vision kann durch den eigenen Geist oder durch ein Geistwesen hervorgerufen werden. Ohne den Meister im Innern zu sehen und ohne die unfehlbare Testmethode zu besitzen, kann niemand vor Täuschung sicher sein. Selbst wenn der Schüler seinen Meister innen sieht, muß diese Schau vom Schüler auf ihre Echtheit hin geprüft werden, denn nicht nur die Geistwesen, sondern Kal selbst versucht, den Schüler irrezuführen, indem er die Gestalt des Meisters annimmt. Erst nachdem man den Test angewandt hat und die Gestalt des Meisters diesem standhält, kann man sicher sein, daß man nicht getäuscht wurde.

Wer also die Testmethode nicht kennt, sollte keinem unbekannten Geistwesen im Innern folgen. Er sollte vielmehr einen Meister um Unterweisung bitten.

Wir müssen uns vergegenwärtigen, daß wir durch ein fremdes Land gehen, über das wir nichts wissen. Wir haben keine Ahnung, auf welch vielfältige Weise wir dort irregeführt werden können. Es ist daher nötig, alles zu prüfen und nur das Gute festzuhalten.

Geistige Befreiung

Daß man Gottes Wort als himmlische Musik hören kann, ist für die westliche Welt neu. Und doch ist das keine neue

Entdeckung; sie war den Meistern und ihren Schülern schon seit längst vergangenen Zeiten bekannt. Die Welt blieb aber in geistiger Dunkelheit, weil sie dieses entscheidend wichtige Wissen verloren hatte. Zu allen Zeiten kamen und kommen jedoch die großen Meister, um es zu erneuern, wenn es der Materialismus verdrängt hat.

Alle Meister lehren, daß es außer dem Klangstrom, dem WORT Gottes, kein Mittel zur geistigen Betreuung oder Erlösung gibt. Er ist das Allerwichtigste bei der Befreiung einer jeden Seele. Ohne den Klangstrom sind alle Religionen und Philosophien nur leere Worte. Durch ihn wurden alle Welten und der Mensch selbst erschaffen, und nur durch ihn kann der Mensch der Knechtschaft weltlicher Übel entkommen. Keine Seele kann von dieser dunklen, materiellen Welt frei werden, ohne bewußt an diesem Strom teilzunehmen und ohne persönlich mit ihm unmittelbar verbunden zu sein. Sie muß mit diesem Lebensstrom wissentlich eins werden und mit ihm zur Freiheit aufsteigen. Es gibt keine andere Möglichkeit.

Die Meister haben diese Tatsache bewiesen und unzählige Male dargetan. Sie bieten ihren Pfad, den Quell des Lebens, als das einzig wirkliche Mittel zur geistigen Befreiung an. Sie *wissen*, daß es keinen anderen Weg gibt. Die Menschen mögen auf andere Weise einen kleinen Abschnitt auf dem Weg zum Licht hin zurücklegen, kommen aber dann früher oder später einfach nicht mehr weiter. Wer einen vollkommenen Meister und die bewußte Vereinigung mit dem Hörbaren Lebensstrom durch ihn nicht erlangt hat, kann nicht hoffen, weiter als bis zur ersten Region des Lichts zu gelangen, die man gewöhnlich Astralebene nennt, in ganz seltenen Fällen möglicherweise noch etwas darüber hinaus. Dann sieht man sich aber solch unüberwindlichen Schwierigkeiten gegenüber, daß man einfach nicht weitergehen kann. Der lebende Meister ist das „sine qua non“ für weiteren Fortschritt.

Dieser Pfad ist als der *königliche Weg der Meister* bekannt. Er ist der einzige Pfad, der zur höchsten geistigen Region des Lichtes und vollkommenen Befreiung oder Erlösung führt. Wer von dem Lebensstrom trinkt, den wird nie wieder dürsten; in ihm ist dann ein Quell, der zu ewigem Leben emporsteigt. Es ist dasselbe „Wasser des Lebens“, das Jesus der Frau am Brunnen von Sychar anbot, von dem er sagte, daß es sie nie wieder dürsten wird, wenn sie davon trinkt (Joh. 4, 14).

Die Verbindung mit dem Lebensstrom läutert Geist und Seele, macht sie weißer als Schnee. Der Lebensstrom ist der wahre, nie versiegende Nektar der Unsterblichkeit. Wer davon trinkt, wird sich niemals wieder auf die Suche nach Nahrung für seinen Geist und nach dem Sinn des Lebens machen müssen. Er wird das Licht nicht anderswo suchen. Der Lebensstrom ist die Arznei, die jede Krankheit heilt. Er ist das unfehlbare Mittel, das der große Arzt, der Meister, zur Behebung aller Übel anbietet. Er ist das Universalelixier, die Zuflucht aller Weinenden, der göttliche Tröster. Er bannt den Schmerz und gibt den Müden Ruhe. Er ist in der Tat das wahre Licht, das jedem Menschen leuchtet, der in die Welt kommt. Er ist Gott, der Höchste Herr.

Wenn der Meister seinen Schüler mit dem WORT Gottes verbindet, führt er ihn auf den Pfad wahrer geistiger Befreiung. So leitet er seine Erlösung vom endlosen Kreislauf der Geburten und Tode ein und erfüllt damit den Willen des Allerhöchsten, die Seelen in ihre ursprüngliche Heimat zurückzuführen.

Die Wissenschaft der Meister gibt dem Menschen den goldenen Schlüssel, der die Pforten der höheren Regionen öffnet und ihn aus der Gefangenschaft in diesen niederen

Welten befreit. Sie ist ein genau festgelegtes System geistiger Übungen, durch die der suchende Mensch, der strebend sich bemüht, die bewußte Vereinigung mit Gott erlangt.
Alle Religionen haben Gotteserkenntnis, Erlösung und das Eingehen in das Himmelreich zum Ziel. Die Meister lehren, wie man das hier und jetzt in diesem Leben erreichen kann. Wer den Pfad der Meister geht, dem werden die Schatzhäuser des Universums geöffnet. Er gewinnt Selbsterkenntnis und Gotteserkenntnis. Hier und jetzt tritt er ein in das Reich Gottes.
Während der Schüler noch auf dieser Erde lebt, kann er die höheren Regionen betreten und erforschen, um dann auf die physische Ebene zurückzukehren, wann er will. Diese geistige Erkenntnis befreit den Schüler vom Gesetz der Wiedergeburt. Sie macht ihn zum Meister nicht nur seiner selbst, sondern auch über alle Kräfte der Natur.
Er herrscht über alle Leidenschaften, feindlichen Kräfte und Einflüsse, die ihn nach unten ziehen wollen. Er ist wirklich frei und hat wahre Erlösung erlangt. Bisher ein armer, blinder Bettler, ein Sünder, wird er nun König über grenzenlose Reiche, wird er zum Heiligen. Er wird frei von allem Leid, allen Sorgen, Zweifeln und Ängsten. Er besitzt außergewöhnliche Kräfte und allumfassendes Wissen; er ist frei und von unbeschreiblicher Freude erfüllt.
An dieser Stelle sei gesagt, daß die Meister bei allem was sie tun, kein Naturgesetz verletzen, sondern im Einklang mit ihm handeln.
Man kann nicht gegen die bestehende Ordnung der Natur handeln. Dabei ist es aber möglich, daß es ein weites Feld von Naturgesetzen gibt, das den Wissenschaftlern noch vollkommen unbekannt ist. Jedoch dürfen wir nicht vergessen, daß die Meister „Überwissenschaftler" sind. Sie kennen Gesetze, die die Naturwissenschaftler noch nicht entdeckt haben. Ihr

Tätigkeitsbereich beschränkt sich nicht auf das kleine Gebiet der physischen Ebene, sondern erstreckt sich bis hinauf zu der unbeschreiblich schönen, geistigen Fünften Region, der Wohnstatt unseres Himmlischen Vaters.

Die Meister und ihre Sendung

Die Meister

In Indien und in anderen Ländern des Ostens gibt es viele heilige Männer unterschiedlichen Grades geistiger Entwicklung, von denen viele Meister genannt werden. Die meisten sind jedoch nicht wahre oder wirkliche Meister im Sinne dieses Buches. Ihnen ist nämlich nur die erste geistige Region zugänglich, die der erste große Abschnitt auf dem Pfad der Meister ist. Nur sehr wenige der indischen Rishis und Gurus vermochten den unteren Teil der zweiten Region zu erreichen.

Wie schon erwähnt, wird in diesem Buch nur jemand als Meister bezeichnet, der Zugang zur Fünften Region und deren Herrscher hat und seine Schüler zu diesen Regionen führen kann. Ein solcher Meister wird hier auch „Heiliger" genannt, was dem Sanskritwort „SANT" entspricht.

Daß heute große geistige Meister auf Erden leben, ist das Wichtigste, Erfreulichste und Hoffnungsvollste, was wir kennen. Das Licht eines zeitgenössischen Meisters wird durch einen Vergleich mit einem Meister vergangener Zeiten in keiner Weise verdunkelt. Was auch immer einer der früheren Meister an Weisheit, Wunderkraft, Liebe oder Mitleid besaß, findet man ungeschmälert auch bei den heutigen Meistern. Dieses Buch ist eine Einladung, zum lebenden Meister zu kommen und selbst zu sehen, daß diese Dinge wahr sind. Man wird den Meister nicht in irgendeinem verborgenen Winkel des Himalaya antreffen. Seine Anschrift ist bekannt. Er begegnet uns als Mensch unter Menschen. Man kann sich zu ihm setzen und mit ihm sprechen. Das größte Glück, das einem Menschen auf Erden zuteil werden kann, ist es, einen

wahren Meister zu finden und in den Kreis seiner Schüler aufgenommen zu werden.
Als Mensch betrachtet ist der Meister in jeder Beziehung höchstes Vorbild. In ihm gelangen die geistigen und sittlichen Vorzüge des Menschen zu ihrer höchsten Blüte. In ihm sind alle von der Welt anerkannten und bewunderten Tugenden in höchster Vollkommenheit vereint.
Der Meister ist kein Übermensch. Er ist aber weit mehr, als man gewöhnlich darunter versteht. Er erhebt sich über alle Beschränkungen des Menschen. Sein Tätigkeitsfeld reicht über das hinaus, was das Auge sehen kann.
Diese Welt ist der Schauplatz der Täuschungen des Universalen Geistes. Weit über dieser sichtbaren Welt gibt es aber noch unermeßliche Regionen, zu denen nur der höher entwickelte Geist Zutritt hat. In diese höheren Bereiche des Geistes geht der Meister ein, und dort wirkt er vor allem. Von dort aus sieht er, daß diese kleine Erdenwelt nichts weiter ist als die Schwelle zu dem gewaltigen und komplizierten Gebäude des Universums.
Jenseits dieser Welt der Schatten und des Leidens liegen unzählige Welten intensiven Lichtes, Welten voller Schönheit, Farbe, Rhythmus und Freude. Wenn der Meister die Begrenzungen seines Körpers hinter sich läßt, bewegt er sich mit vollem Bewußtsein in jenen höheren Welten. Er sieht unter anderem, daß der Tod nur Schein und Täuschung ist. Wenn der Mensch seinen leiblichen Körper zu dem Zeitpunkt verläßt, den wir Tod nennen, tritt er nur in eine andere und höhere Welt ein. Er nimmt einen feineren Körper mit sich, dessen er sich auf jenen höheren Ebenen genauso bedient, wie er den leiblichen auf dieser Erde gebraucht hat.
Der Meister ist in den höheren Regionen ganz zu Hause und geht, eingehüllt in ein göttliches, dem gewöhnlichen Erdenmenschen völlig unbekanntes Gewand von Licht, Weisheit,

Macht und Schönheit durch diese unermeßlichen Welten. Damit haben wir nur angedeutet, was ein wahrer Meister ist. Um ihn vollkommen begreifen zu können, muß man selbst zu jenen höheren Welten emporsteigen. Das Geheimnis der Anziehungskraft des Meisters kann man erst erfassen, wenn man nach innen gegangen und ihm in die höheren Regionen gefolgt ist.

Wer den Meister nur als Mensch sieht, kann sich keine Vorstellung von seiner wirklichen Größe machen. Wer aber nach innen geht und jene höheren Regionen durchwandert, sieht, was er wirklich ist. Der Meister ist in diesen Regionen des Lichtes im wahrsten Sinn des Wortes König der Könige. Kehrt er aber zur Erde zurück, erscheint er unter uns nur als guter, geduldiger, liebevoller und freundlicher Vater.

Könnten wir doch jeden Tag mit ihm zu jenen Regionen des Lichtes gehen und dort seine Herrlichkeit schauen! Gibt es auf dieser Erde etwas, was man damit vergleichen könnte? Es gibt Menschen unter uns, die sich mit ihrem Bewußtsein in diese Welten erheben können. Es lohnt sich, dafür zu arbeiten und keine Mühe und Anstrengung zu scheuen, dieses Ziel zu erreichen.

Es mag von der Naturwissenschaft angezweifelt werden, daß es diese höheren und feineren Welten gibt, die nicht im Laboratorium nachgewiesen werden können. Sie existieren aber nicht nur und sind den Meistern wohlbekannt, sondern jeder Schüler, der den Anweisungen des Meisters folgt, kann die Erfahrung selbst machen. „In meines Vaters Haus sind viele Wohnungen. Wenn nicht, würde ich euch dann gesagt haben, daß ich hingehe, um euch eine Stätte zu bereiten? Wenn ich hingegangen bin und euch eine Stätte bereitet habe, komme ich wieder und werde euch zu mir nehmen, damit auch ihr dort seid, wo ich bin" (Joh. 14, 2–4).

Der wahre Meister ist der Lehrer aller Menschen. Er ist ihr

Licht und gibt ihnen Erleuchtung, selbst wenn sie sich dessen nicht bewußt sind. Jeder, der ihm begegnet, ist glücklich zu nennen. Große Liebe verbindet den Meister mit allen Menschen und mit jedem Lebewesen, aber er wird niemals durch diese Liebe gefesselt. Er liebt, doch mit heiterer Losgelöstheit. Auf diese Weise kann er mehr Liebe geben als jeder andere Mensch.

Nur vor einem verneigt sich der Meister in demütiger Unterwerfung — vor dem Allerhöchsten. Sein unfehlbarer Wille ist das einzige Gesetz, das der Meister anerkennt. Er ist ein freundlicher Gast auf dieser Welt, herabgestiegen, um uns Licht zu bringen. Er ist der Gesandte des Königs der Könige.

Wenn der Meister auch in der Welt lebt, so ist er doch nicht von der Welt. Er tritt in den Strom des menschlichen Lebens ein, um anderen zu helfen, aber er ist den Wogen menschlicher Leidenschaft nicht unterworfen. Er ist voll geistiger Kraft und hat unbegrenzte Macht. Doch er verbindet damit größte Demut und Güte. Die zärtlichsten Gefühle einer Mutter werden von der allumfassenden Liebe eines Meisters weit übertroffen. Eine solche Verbindung von Sanftmut und Liebe mit allmächtiger Stärke ist nicht unmöglich. Wir wissen, daß der Meister all diese Eigenschaften in höchster Vollendung besitzt.

Sant Mat ist keine Religion, aber sie führt den Schüler eines wahren Meisters zum Ziel einer jeden Religion und weit darüber hinaus. Man kann sagen, daß die Lehre der Meister die höchste Wissenschaft über Gott darstellt und über aller Theologie der Religionen steht. Sie vermittelt jene grundlegende Wahrheit, auf der ursprünglich jede Religion gegründet wurde.

Der Meister wendet sich gegen keine Religion und gegen kein Glaubensbekenntnis. Er achtet jede Religion und verurteilt

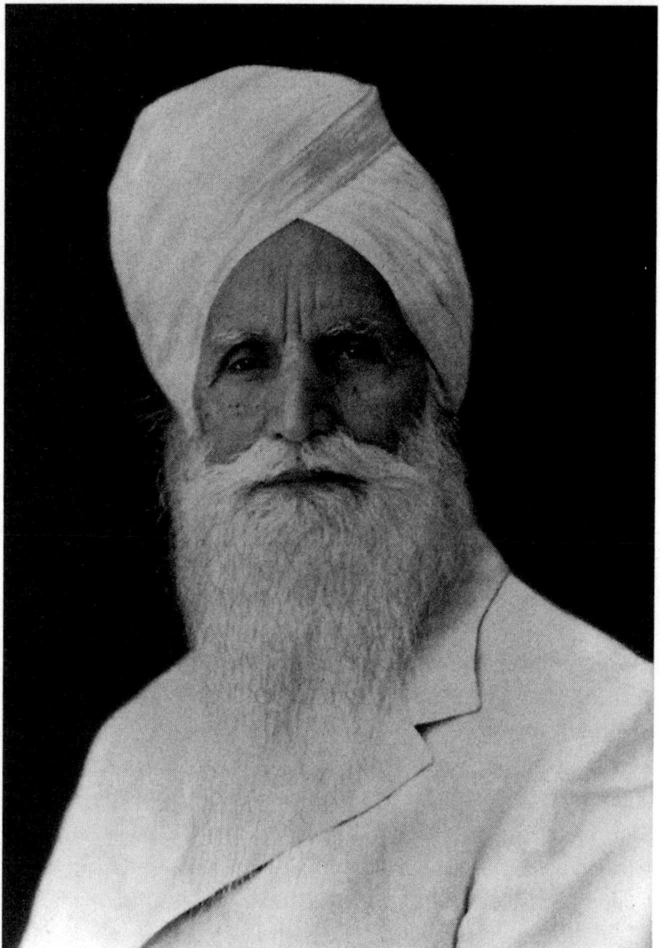

Maharaj Sawan Singh

keine. Er verurteilt auch keinen Menschen und übt an niemandem Kritik, aber er zieht einen scharfen Trennungsstrich zwischen Gut und Böse. Die Fehler des Menschen betrachtet er als Schwäche und Krankheit. Auch dem schlimmsten Sünder macht er keine Vorhaltungen. Er lehrt vielmehr, daß die Gewohnheit, andere zu kritisieren oder an ihnen herumzunörgeln, eine der bedenklichsten menschlichen Schwächen ist. Der Meister lehrt und hält sich an Jesu Gebot, daß man seine Feinde lieben soll (Lukas 6; 27, 36, 37), denn er liebt jeden ohne Rücksicht auf Charakter und Fehler. Sind nicht alle Kinder des gemeinsamen Vaters? Er liebt sie alle und sucht allen zu dienen. Er ist immer der Gebende und niemals der Nehmende.

Die Hauptaufgabe der großen Meister besteht darin, die Seelen mit dem Hörbaren Lebensstrom, dem Heiligen Geist, zu verbinden und sie dann aus dieser Welt in ihre eigene, ursprüngliche Heimat zu führen. Auf diese Weise wird der Meister zum wahren Retter, Erlöser und Befreier. Dieses Werk kann von niemand anderem als einem auf Erden lebenden Meister verrichtet werden. Auf andere Weise vermag niemand, dem Kreislauf von Geburt und Tod in den niederen, materiellen Regionen zu entrinnen.

Eine weitere wichtige Aufgabe eines jeden Meisters besteht darin, der Welt Licht und Liebe zu bringen, damit alle Menschen davon Nutzen haben können. Das ist ein Teil seines verborgenen Wirkens.

Vielen Menschen fällt es schwer, an einen *lebenden Meister* zu glauben, selbst wenn sie bereit sind, einem Meister früherer Zeiten Glauben zu schenken. Sie haben keine Schwierigkeiten, die Lehre eines Meisters anzunehmen, die vor vielen Jahrhunderten niedergeschrieben wurde, können aber das, was ein lebender Meister lehrt, nicht glauben.

Ist es aber nicht viel vernünftiger, sich an die Erfahrung eines zeitgenössischen Meisters zu halten als an die eines Meisters aus vergangenen Zeiten? Wenn frühere Zeiten Meister hervorgebracht haben, warum sollte es sie nicht auch in unserer Zeit geben? Diese Frage sollte man sich unvoreingenommen stellen. Es ist auch müßig zu sagen, daß heute keine Meister mehr nötig sind, weil es Bücher gibt, in denen von früheren Meistern berichtet wird. Genausogut könnte man sagen, daß jemand heute nichts mehr zu essen braucht, weil er im Besitz einer gedruckten Speisekarte ist, die über ein vor hundert Jahren serviertes Essen berichtet.

Hunderttausende wissen, daß große Meister heute auf Erden leben. Sie haben sie gesehen, haben mit ihnen gesprochen, bei ihnen gelebt und sind Zeugen ihrer Macht, Retter und Erlöser zu sein. Wer unvoreingenommen ist, für den kann es keinen überzeugenderen Beweis für die Existenz lebender Meister geben.

Viele erkennen leider nicht, welch unschätzbares Privileg sie haben und lassen sich die Gelegenheit, einen lebenden Meister zu finden, entgehen. Sie begreifen heute genausowenig wie zu Jesu Zeiten, daß ein Meister unter ihnen weilt. Ihre Augen sind damals wie heute so sehr geblendet, daß sie das Licht, das unter ihnen leuchtet, nicht sehen können.

Wahrlich, das Licht leuchtet in die Finsternis, und die Finsternis begreift es nicht. Möglicherweise werden viele, die in zweitausend Jahren die Geschichte des jetzigen großen Meisters lesen, sehnsüchtig zurückblicken und sich wünschen, zu seiner Zeit gelebt zu haben, damit sie ihn hätten sehen und seine Schüler hätten werden können.

Der Meister und der Allerhöchste

Die wahren Meister haben eine Eigenschaft, die man nur zögernd niederschreibt, weil es schwer ist, dabei Mißverständnisse zu vermeiden. Sie muß aber dennoch genannt werden. Es handelt sich darum, daß zwischen einem wahren Meister und dem höchsten Wesen kein Unterschied besteht, abgesehen davon, daß der Meister in menschlicher Gestalt verkörpert ist und durch diese Verkörperung gewissen Begrenzungen unterliegt.

Wenn gesagt wird, daß der Allerhöchste sich im Meister verkörpert, heißt das nicht, daß er sich in seiner Gesamtheit in ihm verkörpert. Er ist unendliche, grenzenlose geistige Existenz. Trotzdem bleibt es aber wahr, daß die Höchste Seele im Meister Gestalt angenommen hat.

Das Höchste Wesen ist Allmacht, Alliebe und Allweisheit, es ist allgegenwärtig und alldurchdringend. Und der Meister ist all das auch, abgesehen von den Beschränkungen, denen er durch seinen Körper unterworfen ist. In geistiger Hinsicht ist er jedoch keiner Begrenzung unterworfen.

Allerdings müssen wir uns vor Augen halten, daß der Körper nicht der Meister ist. Der Leib ist nur eine Hülle, ein Werkzeug zur Ausführung seiner Aufgabe. Der Meister kann seinen Leib nach Belieben verlassen und auf jeder höheren Ebene wirken. Je höher er aufsteigt, um so mehr Freiheit gewinnt er. Sein wahres Selbst hat keine Schranken, da er mit dem Unendlichen eins ist. Nur die Elemente, deren er sich bedienen muß, um auf dieser Erde zu wirken, begrenzen seine Tätigkeit.

In gleicher Weise setzen sie auch dem Wirken des Höchsten Wesens selbst Schranken. Gott kann nicht zum Menschen sprechen und der Mensch kann Gott nicht verstehen, es sei denn, daß Gott sich herabläßt und eine menschliche Gestalt annimmt. Aus diesem Grund entsendet der Höchste Herr die Meister auf die Erde.

Wahrheitssucher haben für gewöhnlich keinen klaren Begriff von einem Meister. Wohl gibt es allgemeine Vorstellungen über Mahatmas, heilige Männer oder Yogis, die als große Menschen betrachtet werden. Nach allgemeiner Auffassung sind es Menschen, die ihr Ziel erreicht haben und übernatürliche Kräfte besitzen.

Wenn aber versichert wird, daß der Meister in der Tat der Schöpfer selbst ist, der hier auf Erden in einem menschlichen Körper wirkt, so ruft das ungläubiges Staunen hervor. Überlegt man jedoch einen Augenblick, so wird man zugeben müssen, daß der Meister nichts anderes sein kann. Wir sprechen oft vom Einssein mit dem Göttlichen; das bedeutet: dieselbe Individualität haben. So ist der Meister, der die Einheit mit dem Herrn der Unendlichkeit erlangt hat, mit ihm identisch. Er *ist* der Herr (Joh. 10, 30).

Man sagt zum Beispiel von einer Gruppe von Menschen, daß sie von demselben Geist beseelt sei, doch ist das keine organische Einheit. Ganz anders ist es aber, wenn einzelne Personen mit dem Höchsten Wesen eins werden. Dann verschmelzen sie ihr eigentliches Wesen, ihre Seele, mit dem Höchsten. Sie haben also vollkommen teil an all seinen Eigenschaften. Der Geringere wird mit dem Größeren identisch, sie werden ein und dasselbe Wesen.

Das ist das Ziel aller geistigen Bestrebungen und Entwicklungen. Es ist das Nirvana der Buddhisten und Vedantisten. Es ist der höchste Himmel poetischer Phantasie und prophetischer Visionen. Und genau das hat der Meister erreicht; das hat ihm zum Meister gemacht. Der Ausübung seiner göttlichen Vorrechte sind nur durch den menschlichen Körper, in dem er vorübergehend weilt, und durch die Gesetze, die das Leben dieses Körpers bestimmen, Grenzen gesetzt.

Man könnte zwar einwenden, damit erhebe man den einzelnen Menschen zu hoch, doch darf man nicht vergessen, daß die ganze Menschheit ja gleichzeitig mit dem Meister erhoben wird. Wenn der Meister der höchste in Menschengestalt wirkende Schöpfer ist, dann sind alle Menschen genausosehr Funken desselben zentralen Feuers — des Höchsten Schöpfers.

Ein Vergleich mag zum besseren Verständnis beitragen: wenn wir einen Menschen von hohem Ansehen einer 50 Watt starken Glühbirne gleichsetzen, dann könnte man den Meister mit einer von 50000 Watt vergleichen. Das Licht in beiden Glühbirnen wird von demselben elektrischen Strom erzeugt, der aus derselben Kraftquelle kommt. Offenbar liegt der einzige Unterschied zwischen beiden Lichtern in der Menge konzentrierter Energie und Kraft und in der Strahlungsstärke.

In beiden Fällen wird latente universelle Energie dynamisch. Jedes Licht ist Teil und Bestandteil derselben universellen Kraft; aber es ist nicht die ganze Kraft. So ist auch der Meister Gott selbst, aber er ist nicht Gott in seiner Gesamtheit, denn der unendliche Schöpfer ist Universeller Geist. Er wird in den Menschen dynamisch und verbreitet seinen heiligen Glanz unter ihnen.

Der Meister offenbart den Herrn, aber er offenbart ihn in diesem einen menschlichen Körper nicht in seiner Gesamtheit. Ebenso ist der gewöhnliche Mensch ein Funke des göttlichen Geistes; er hat sich aber noch nicht zu jenem glänzenden, strahlenden Licht entwickelt wie der Meister.

Der Schüler hingegen schaut voller Vertrauen auf die Zeit, da auch er Meister sein wird und sein Licht so hell scheinen wird wie das seines Meisters. Das ist die wunderbare Aussicht für alle Schüler auf diesem Pfad. Überall in der Dera (Wohnsitz des Meisters in Indien) gibt es Männer und Frauen, die schon ein gutes Stück auf dem Pfad vorangekommen sind, und die Freude über das bereits Erreichte läßt schon jetzt ihre Gesichter leuchten. Den Schüler zur Meisterschaft zu führen, das ist die Aufgabe des Meisters.

Der Meister ist mit dem Höchsten Wesen insofern eins, als er genau wie der Unendliche selbst allgegenwärtig ist. Das ist keine Illusion. Er ist jederzeit überall gegenwärtig. Wenn ein Meister z. B. hundert oder tausend Schüler hat, wird jeder von ihnen, der seine höheren Fähigkeiten etwas entwickelt hat, dem lebenden Meister in seinem Innern begegnen.
Sobald ein Mensch Meisterschaft erlangt, wird er mit dem Allerhöchsten bewußt eins. Es trifft zwar zu, daß alle Menschen bis zu einem gewissen Grade mit Ihm eins sind, aber nur wenige sind sich ihres erhabenen Erbes bewußt, wie die wahren Meister. Das ist eine Eigenschaft, die den Meister auszeichnet. Er *kennt* seine Identität mit dem Höchsten Herrn und ist imstande, seine Macht und seine Vorrechte als Sohn Gottes auszuüben.
Alles, was der Höchste Herr ist, ist auch der Meister. Wenn also der Meister als Mensch spricht und handelt, so ist es in Wirklichkeit der Allerhöchste, der hier spricht und handelt.

Das Wirken des Meisters in Raum und Zeit

Ein wichtiger Umstand, der das Werk aller Meister betrifft, ist der, daß ihr Werk *zeitlich begrenzt* ist. Das besagt, daß jedem Meister eine bestimmte Zeit für sein Wirken gesetzt ist. Nach Ablauf dieser Zeit ist sein Werk auf Erden beendet. Dieser begrenzte Zeitraum erstreckt sich auf das Leben der Meister in ihrem irdischen Körper. Wenn dieser Leib vergeht, d. h. wenn sie ihn verlassen, ist ihr Werk auf Erden beendet.
Der Meister nimmt Menschengestalt an, um eine besondere Aufgabe zu erfüllen, die ohne sie nicht möglich wäre. Er kann sie daher nicht weiterführen, nachdem er den menschlichen Körper verlassen hat.

Selbst der Allerhöchste könnte das Werk des Meisters auf dieser Ebene nicht verrichten, es sei denn, er würde Menschengestalt annehmen. Wir können das, was er uns geben möchte, nur durch einen Menschen empfangen.

Das Verhältnis zwischen dem Meister und dem Schüler ist persönlich. Zuerst weiht der Meister den Schüler ein, dann führt und leitet er ihn ununterbrochen innerlich und äußerlich bei seinem Aufstieg auf dem Pfade. Dazu muß der Meister in Menschengestalt erscheinen. Das Verhältnis zwischen dem Meister und dem Schüler umfaßt also viel mehr als die Anweisungen, die in einem Buche gegeben werden können. Der Mensch braucht auch nicht die Vorschriften eines Sittenkodex, sondern die persönliche Hilfe eines lebenden Meisters.

Wenn jemand glaubt, Schüler eines Meisters vergangener Zeiten zu sein, dann betrügt er sich selbst. Gewiß kann er das Andenken eines Meisters in Ehren halten und seine Schriften lesen; auch mag er in seinem Herzen Liebe und Verehrung für ihn empfinden, aber niemals kann er von jenem Meister eingeweiht worden sein. Er muß einen lebenden Meister suchen, wenn er den Pfad der Meister des WORTES betreten will. Ohne einen lebenden Meister kann niemand höher gelangen, als es der Einfluß einer Religion zuläßt. Es gibt keine geistige Befreiung ohne bewußte Verbindung mit dem Hörbaren Lebensstrom, dem Heiligen Geist, und die kann man nur durch einen lebenden Meister erlangen.

Ein heute lebender Mensch kann von einem verstorbenen Meister ebensowenig eingeweiht werden und ihm auf diesem Pfade folgen, wie er mit Hannibal, Alexander dem Großen oder George Washington in die Schlacht ziehen kann. Die Zeit des Wirkens dieser großen Führer auf Erden ist vorüber.

Ein Kind kann von einer verstorbenen Mutter weder ernährt

noch belehrt werden. Ein Kranker kann von einem toten Arzt keine Arznei bekommen. Ein toter Richter kann keinen Rechtsfall entscheiden. Der Meister aus vergangenen Zeiten hat diesen seinen Wirkungsbereich verlassen und somit sein Werk hier beendet.

Warum kam er überhaupt hierher? Um ein Werk zu vollbringen, das er nur als Mensch verrichten konnte. Er mußte dafür einen leiblichen Körper annehmen. Als sein Werk beendet war, übergab er es seinem Nachfolger und verließ diesen Leib.

Wenn ein Meister diese Weltbühne verläßt, schließen sich — was ihn betrifft — die Tore des Himmelreiches hinter ihm.

Das mag merkwürdig oder sogar ungerecht erscheinen. Aber das ist es nicht, denn jeder Meister wird von einem anderen abgelöst; zu ihm können alle gehen, die dazu bereit sind. Man vergesse nicht, daß *diese Welt niemals ohne einen wahren geistigen Meister ist.* Zu ihm werden alle gehen, die „gebührend vorbereitet, würdig und geeignet sind".

Das ist das Gesetz des Himmlischen Vaters; Gott wird in der Weise unter den Menschen tätig, daß er durch lebende Menschen wirkt, wenn sie auch Gott-Menschen sind.

Weder dem Schöpfer noch dem verstorbenen Meister sind Grenzen gesetzt, aber uns. Wir können nicht mit Sicherheit oder Gewißheit Hilfe von jemandem erhalten, den wir nicht sehen können. Daher ist es nur natürlich, daß sogar Gott selbst den gewöhnlichen Menschen nicht ohne einen Meister in Menschengestalt, der als sein Vermittler und Wortführer handelt, unterweisen und ihm die erforderliche Hilfe auf dem Weg nach oben geben kann. Unser Gehör ist zu schwach, unser Auge zu getrübt, um seine Offenbarungen zu hören und zu sehen.

Wenn man nun einwendet, daß ein verstorbener Meister

nicht tot ist, dann will ich dem gerne zustimmen. Er ist nicht tot, hat aber diese Weltbühne verlassen. Sein gegenwärtiges Wirken spielt sich woanders ab. Ohne Zweifel haben einige verstorbene Meister noch etwas mit den Geschicken dieser Welt zu tun. Wir sprechen hier aber von der Einweihung und der nötigen Hilfe und Führung.
Es gibt nur ein Mittel, klar zu erkennen, was zu tun ist: zu einem lebenden Meister zu gehen, den man sehen und hören kann. Der Meister fordert keinen blinden Glauben. Er gibt in der Einweihung seinem Schüler die Methode, durch die er die Wahrheit der Lehre selbst nachprüfen kann.

Kennzeichen des wahren Meisters

Es gibt objektive Zeichen, an denen ein wahrer Meister erkannt werden kann. Das erste und bemerkenswerteste Zeichen ist, daß der wirkliche Meister weder für sich noch für seine Dienste etwas verlangt, noch sich für seine Unterweisung in irgendeiner Form materiell entschädigen läßt. Das ist ein Gesetz für wahre Meister des göttlichen Wortes.
Wahre Meister rühmen sich nicht ihrer Meisterschaft, ihrer geistigen Kräfte oder dessen, was sie erreicht haben. Wenn jemand Anspruch darauf erhebt, das Höchste an geistiger Entwicklung erlangt zu haben, so kann das allein schon als Beweis dafür angesehen werden, daß er es nicht erreicht hat. Wahre Meister erheben diesen Anspruch nicht und zeigen immer äußerste Demut.
Ein wahrer Meister beklagt sich nicht über die Behandlung durch andere. Selbst wenn er beschimpft wird, wird er weder erbost antworten noch später darüber reden. Auch spricht er nicht von seinen Schwierigkeiten oder vom Undank derer, denen er Wohltaten erwiesen hat.
Ein Meister tadelt oder kritisiert andere nicht, weder in ihrer

Gegenwart noch hinter ihrem Rücken. Er spricht von anderen nicht schlecht und rügt niemand wegen seiner Unzulänglichkeiten. Er hebt die Tugenden hervor und bewahrt Schweigen über das Böse, es sei denn, um Fragen zu beantworten oder notwendige Warnungen auszusprechen.

Die großen Meister strafen niemanden, nicht einmal ihre schlimmsten Feinde oder solche, von denen sie mißhandelt wurden. Sie überlassen die Bestrafung der Negativen Macht, deren Sache es ist, an den Menschen dieser Welt Gerechtigkeit zu üben. Das Leben der Meister wird ganz vom Gesetz der Liebe bestimmt. Sie spenden großzügig von ihrem Licht und ihrer Liebe, so wie die Sonne ihre Wärme und ihr Licht hingibt, ohne eine Gegenleistung zu verlangen.

Die Meister geben sich keinen asketischen Übungen oder unvernünftig strenger Lebensweise hin. In dieser Hinsicht unterscheiden sie sich von vielen Yogis. Die Meister bestehen vielmehr darauf, daß man auf seine körperliche und geistige Gesundheit achtet.

Ein Meister bettelt nicht für seinen Lebensunterhalt; er lebt vielmehr von seinem Einkommen und erlaubt auch seinen Schülern nicht, müßig herumzusitzen und ihren Lebensunterhalt zu erbetteln.

Ein wahrer Meister wirkt niemals Wunder in der Öffentlichkeit. Er mag das für seine Schüler aus besonderen Gründen tun. Ein wahrer Meister wirkt auch keine Wunder, um Schüler zu gewinnen.

Alle großen Meister lehren das „Wort Gottes“, den Hörbaren Lebensstrom oder Klangstrom. Er ist das Hauptthema all ihrer Unterweisungen. So wie dieser Strom das Leben der Welt ist, so ist er auch das Leben eines wahren Meisters. Wenn ein Mensch den Yoga des Klangstroms lehrt und übt, so könnte er ein wahrer Meister sein, wenn auch dadurch kein endgültiger Beweis dafür erbracht ist.

Wenn jemand den Anspruch erhebt, ein wahrer Meister zu sein und lehrt, daß die Region *Brahms (Trikuti*, die zweite Region) der höchste aller Himmel und *Brahm* der höchste Gott ist, dann ist es sicher, daß er nicht ein Meister höchsten Ranges ist, denn die Region *Brahms* ist erst die zweite der höheren Regionen. Darüber gibt es noch weitere Regionen, jede höher, feiner und mehr mit Geist erfüllt als die darunterliegenden. In der großen Hierarchie des Universums ist *Brahm*, der Herrscher über die zweite und alle darunter befindlichen Regionen nur ein Untergebener, der den Willen des Höchsten Herrn ausführt.
Ein weiteres wichtiges Kennzeichen für einen wahren Meister ist es, daß er von einem wahren Meister für seine Aufgabe ernannt wurde.
Wir haben hier die wichtigsten Kennzeichen wahrer Meisterschaft erwähnt. Wenn man sie bei einer Überprüfung sorgfältig beachtet, werden sie ausreichend Schutz gegen Betrug durch angebliche Meister bieten. Der falsche Meister wird seine wahre Natur immer offenbaren, wenn man ihn einige Zeit beobachtet und mit den angeführten Kennzeichen vergleicht.

Die Suche nach dem Meister

Nach alldem, was bisher über die Meister und ihre Sendung in diesem Buch gesagt wurde, erhebt sich die Frage, wie man einen wahren Meister findet.
Der Sucher kann zunächst nach der sogenannten „kumulativen Beweisführung" vorgehen. Wer zum Beispiel Paris nicht selbst gesehen hat, kann sich durch diese Methode von der Existenz dieser Stadt überzeugen. Dementsprechend kann man alle Beweise von Augenzeugen prüfen und sie sorgfältig analysieren. Auch die Glaubwürdigkeit der Zeugen muß in

Betracht gezogen werden, ebenso wie ihre Intelligenz, ihr Charakter und die Beweggründe für ihre Aussagen. Wenn viele vertrauenswürdige Menschen an einen bestimmten Meister glauben, sollte man der Sache zumindest nähertreten.

Ferner, wer einen Meister kennenlernt, sollte ihn einer sorgfältigen Prüfung unterziehen. Man sollte ihn mit den vorausgegangenen Beschreibungen über die Kennzeichen wahrer Meisterschaft vergleichen. Dabei sollte man sich genügend Zeit nehmen und sich vor voreiligen Schlußfolgerungen hüten. Es gilt, unbefangen und aufgeschlossen zu sein, auch wenn man glaubt, bereits überzeugt zu sein. Ein bißchen mehr Überzeugung schadet nichts, denn die Sache ist außerordentlich wichtig, und eine Fehlentscheidung wäre verhängnisvoll.

Zum andern sollte man auf seine Intuition vertrauen. Wer von den vorausgehenden Überlegungen nicht genügend überzeugt wurde, der sollte auf das Zeugnis seiner Intuition achten, obwohl dies, genauso wie Eindrücke und Gefühle, kein direktes Beweismittel ist, wohl aber eine wertvolle Hilfe darstellt. Denn wer für den Pfad der Meister bestimmt ist, dessen Intuitionskraft ist entsprechend entwickelt. Der Sucher sollte sich zum Beispiel die Frage stellen, ob er den Meister zu lieben und zu verehren vermag und ob durch diese Verehrung sein Charakter veredelt wird, oder ob er sich nach der Begegnung mit ihm niedergedrückt fühlt. Er sollte sich fragen, ob er sich dazu zwingen muß, den Meister gern zu haben oder ob er ihn trotz seiner Voreingenommenheit liebt. Das alles sollte wohl erwogen werden. Trotzdem sind diese Dinge natürlich kein zwingender Beweis.

Es gibt nur eine Möglichkeit, absolute Sicherheit darüber zu erlangen, ob ein Mensch ein Meister ist. Diese besteht darin, ihn auf einer höheren Ebene zu sehen, auf der eine Täuschung unmöglich ist. Wer den Meister dort in seiner Lichtgestalt gesehen hat, hat keine Zweifel mehr.

Eine weitere, sehr ermutigende Tatsache kann hier angeführt werden: wer nach einem Meister sucht, dem wird er sich zeigen. Der Sucher *muß* ihm begegnen, wie ein Sprichwort der Upanishaden sagt: „Wenn der Schüler bereit ist, erscheint der Meister". Immerhin ist die *Vorbereitung* für die Begegnung mit dem Meister von großer Bedeutung, denn das Gefäß muß rein sein, ehe der Meister das „Wasser des Lebens" eingießen kann.

Es ist außerordentlich schwierig, einen Meister zu finden, denn man kann dem Meister nur dann begegnen, wenn er selbst es zuläßt. Er läßt sich aber nur von jenen finden, die für ihn bereit sind, die an jenem Punkt ihrer spirituellen Entwicklung angelangt sind, wo sie ihrem Meister begegenen sollen. Der Sucher muß bereit sein, seine Selbstgerechtigkeit aufzugeben, um wie ein blinder Bettler vor dem Meister zu erscheinen. Er muß an seine Türe klopfen und um Einlaß bitten. Nur dann wird der Meister öffnen und sich zu erkennen geben.

Wer schließlich einen Meister gefunden hat, sollte ihm mit unerschütterlichem Glauben und mit aller Entschlossenheit folgen und seine Anweisungen aufs genaueste ausführen. Wenn Probleme und Zweifel auftauchen, sollte man abwarten und in der Ausführung der Anweisungen fortfahren. Man sollte keine voreiligen Schlußfolgerungen ziehen, sondern die Dinge zunächst auf sich beruhen lassen. Nach und nach werden alle Fragen wie von selbst beantwortet werden. Der Sucher sollte nicht übersehen, daß seine gesamte Denkweise in neue Bahnen gelenkt werden muß. Er sollte nicht versuchen, die Lehre der Meister seiner eigenen Denkweise anzupassen. Das würde zu nichts führen. Das endgültige Urteil über die Lehre der Meister kann erst gefällt werden, wenn alle Beweise erbracht sind. Zunächst sollte man mit der Arbeitshypothese beginnen, daß der Wahrheit durch das Licht kein Schaden zugefügt werden kann. Der Pfad ist ein Weg wissenschaftlicher Beweisführung und kein System bloßen Für-wahr-Haltens.

Unterwerfung von Verstand und Wille

Viele Menschen im Westen fragen, warum wir unseren Willen und unsere Persönlichkeit einem Meister unterwerfen sollten. Bedeutet das nicht die Vernichtung der persönlichen Eigenart und jeder Initiative? Würde damit dem Meister nicht die Herrschaft über seine Schüler eingeräumt?

Solche Bedenken beruhen auf einem Mißverständnis. Zwar sprechen wir von einem unbedingten Gehorsam dem Meister gegenüber; das bedeutet aber nicht, daß der Meister eine uneingeschränkte Herrschaft über den Schüler ausübt. Er beherrscht den Schüler nicht, es sei denn durch Liebe. Selten erteilt er Befehle, gewöhnlich gibt er auf zurückhaltende Weise Ratschläge.

Alle Meister gehen von dem Grundsatz aus, daß der Schüler seine eigenen Kräfte ungehindert entfalten soll. Wenn man von einem Meister sagen kann, daß er herrscht, so ist es die Herrschaft der Liebe und nicht die der Autorität.

Der kleinste Wunsch des Meisters ist dem Schüler Befehl, denn er liebt seinen Meister und weiß, daß der Meister immer recht hat. Jeder fortgeschrittene Schüler eines wahren Meisters wird bezeugen, daß niemand auf dieser Welt vollkommene Freiheit besitzt, es sei denn, er hat gelernt, sich einem wahren Meister zu unterwerfen und ihm zu gehorchen.

Unbedingte Unterwerfung unter den Meister ist der einzige Weg zur vollkommenen Befreiung. Das mag widersprüchlich klingen, ist es aber nicht, wenn man versteht, was mit vollständiger Unterwerfung unter den Meister gemeint ist. Zugegeben, das Wort Unterwerfung ist keine angemessene Bezeichnung für das, was in diesem Zusammenhang gemeint ist, dürfte aber der beste Ausdruck dafür sein, den wir haben. Besser würde man sagen, daß man dem Meister voll und ganz vertraut oder daß man seine höheren Interessen den Händen eines Fachmannes anvertraut, etwa so, wie wenn ein kranker Mensch zu einem erfahrenen Arzt geht. Nachdem er sich alles reiflich überlegt hat, entscheidet er sich für diesen Arzt und legt sein Leben in dessen Hand.

Ein weiteres Beispiel kann uns noch mehr verdeutlichen, was mit dem Wort „Unterwerfung" gemeint ist:

Ein Mensch hat sich in einem tiefen Wald verirrt und findet nicht mehr heraus. Schon fürchtet er, wochenlang in diesem Wald umherzuirren, um schließlich vor Entkräftung zu sterben oder von wilden Tieren getötet zu werden.

Da trifft er einen Förster, der den Wald kennt. Dieser bietet sich an, ihm den Weg hinaus aus dem Wald zu zeigen. Wird der Mensch jetzt Ausflüchte machen, um eine Unterwerfung seines Willens zu vermeiden. Ganz sicher nein, er wird vielmehr das Angebot mit Freuden annehmen.

Nehmen wir weiter an, der Mensch wäre außerdem völlig entkräftet und unfähig, selbst zu gehen und der Förster bietet sich an, ihn zu tragen. Wird der Verirrte das ablehnen und sich darauf versteifen, alleine aus dem Wald zu gelangen? Das wäre sicher sehr töricht.

Dieses Beispiel schildert die Situation der Seele, die sich im Irrgarten der Welt des Geistes und der Materie verloren hat und nicht weiß, wie sie ihren Weg zur geistigen Freiheit zurückfinden soll. Selbst wenn der im Wald Verirrte alle notwendigen Karten und Pläne hätte, könnte er doch wegen seiner Schwäche nicht hinausgelangen. Aus diesem Grund braucht er die angebotene Hilfe.

So verhält es sich auch mit dem Meister. Er zeigt uns nicht nur den Weg, sondern er bietet sich an, uns dort zu helfen, wo wir unmöglich allein gehen können.
Der ist unser wahrer Retter, der uns nicht nur sagt, wie wir aus unseren Schwierigkeiten herauskommen können, sondern uns auch die nötige Hilfe anbietet. Das ist der lebende Meister.
Noch ein weiteres Beispiel mag zur Klärung beitragen:
Ein Mann muß in ein fremdes Land reisen. Er überlegt sich die Reisemöglichkeiten und unterrichtet sich über die verschiedenen Schiffahrts- und Fluglinien. Nach sorgfältigem Abwägen entscheidet er sich. Er besteigt z. B. ein Flugzeug und nimmt darin Platz. Das Flugzeug steigt auf.
Damit ist die Zeit des Auswählens vorbei. Er hat sich dem Flugzeug und dessen Piloten anvertraut und kann weiter nichts mehr unternehmen. Seine Pflicht ist es jetzt, stillzusitzen und alles dem Piloten zu überlassen. Die Zeit des Wählens ist vorbei; nun heißt es, rückhaltlos zu vertrauen.
In derselben Lage ist jeder, der in die höheren Regionen gelangen möchte und dieser Welt der Dunkelheit und des Leidens entrinnen will. Bei der Auswahl des Meisters mag er alle seine Verstandeskräfte und sein ganzes Unterscheidungsvermögen gebrauchen; alles übrige muß er dann aber dem Meister überlassen, eben weil der Meister in jenen Dingen erfahren ist, in denen er selbst ganz unwissend ist. Wenn er ans Ziel gelangen will, muß er dem Meister vertrauen.
Wie könnte der Mann jemals aus der Wildnis herauskommen, wenn er gegen das Angebot des Försters, der ihn retten will, Einwände erhebt? Wie soll er seine Reise im Flugzeug machen, wenn er darauf besteht, es selbst zu steuern, obwohl er nichts davon versteht? Oder wenn ein erfahrener Arzt

einem Kranken seine Hilfe anbietet und dieser sagt: „Nein, ich erlaube niemandem, mich zu behandeln, ich will mein eigener Arzt sein".

Unter unbedingter Unterwerfung unter den Meister ist also folgendes zu verstehen: aus vollkommenem Vertrauen und aus großer Liebe heraus folgt der Schüler freudig dem Meister, wohin er ihn führt. Durch die vollständige Hingabe an den Meister in diesem Sinne gewinnt er alles und gelangt zur vollkommenen Freiheit. Ein großer persischer Meister hat das sehr schön ausgedrückt, indem er sagt: „Gib uns alles, was du hast, und wir geben dir alles, was wir besitzen". Wer sich dem Meister ganz überantwortet, gewinnt auf dem geistigen Pfad alles.

Das Wesen des Menschen

Trotz des oft zitierten Wortes von Pope, daß das eigentliche, das wichtigste Studium für die Menschheit der Mensch selbst sei, weiß der Mensch erstaunlich wenig über sich selbst. Wohl befaßt sich die Psychologie mit der Erfassung des inneren Wesens des Menschen, doch die moderne Psychologie fußt lediglich auf den äußeren Phänomenen des menschlichen Bewußtseins, wie sie im täglichen Leben oder bei wissenschaftlichen Versuchen zutage treten. Sie nimmt die Seele nicht zur Kenntnis, vielmehr hat sie ihre Existenz oft genug verneint.

Die Ausführungen dieses Kapitels über das Wesen des Menschen beruhen auf der Psychologie der Meister. Sie umfassen die Wissenschaft von Geist[1]) und Seele, ihre grundlegende Struktur und Funktion, das Verhältnis zwischen beiden und andere damit zusammenhängende Fragen.

Die Psychologie der Meister ist die älteste und zugleich die modernste. Die älteste, weil die Meister schon vor Millionen von Jahren begonnen haben, die Wahrheitssucher auf diesem Planeten über das Wesen des Menschen aufzuklären, denn Meister gab es seit Beginn der Menschheit auf dieser Welt. Trotzdem ist die Psychologie der Meister für die westliche Welt neu, weil sie bisher noch in keinem dem Westen zugänglichen Buch niedergeschrieben wurde. Mit diesem Buch wird zum erstenmal in der Geschichte der Versuch unternommen, die Wissenschaft der Meister den Menschen der westlichen Hemisphäre zugänglich zu machen.

---

[1]) engl.: mind

Die Frage nach dem Wesen des Menschen kann nicht in wissenschaftlichen Laboratorien beantwortet werden; die Forschung der modernen Psychologie vermag nur die Oberfläche der menschlichen Psyche zu berühren. Einzig die wahren Meister sind in der Lage, das Wesen des Menschen zu ergründen, weil sie die Fähigkeit besitzen, sich von ihrem physischen Körper zu trennen und, von ihm losgelöst, sich als Geistwesen zu erfahren. Darüber hinaus vermögen sie sich auch von ihrem geistigen Leib zu trennen und sich selbst als reiner Geist, als Seele zu schauen. Von dieser hohen Warte aus können sie die Phänomene ihres eigenen Lebens sowie das Leben anderer Menschen erforschen. So können die Meister zum Beispiel Gedanken sehen und beobachten, wie sie sich bilden und wieder vergehen. Den Meistern sind mentale Reaktionen ebenso sichtbar, wie physische Reaktionen vom menschlichen Auge erfaßt werden können.

Die Meister lehren, daß es, verborgen im physischen Leib des Menschen, noch einen weiteren, viel feineren Körper gibt, den feinstofflichen Körper, den Astralleib. Er hat diesen Namen, weil er aus Millionen kleiner Funken besteht, die wie Sternenstaub aussehen.

Jeder Mensch besitzt einen Astralleib und macht von ihm hier und jetzt Gebrauch, auch wenn er sich dessen nicht bewußt ist. Durch diesen feinstofflichen Leib sind Geist und Seele imstande, mit dem physischen Körper und der Außenwelt in Verbindung zu treten. Der Astralleib nimmt Form und Farbe entsprechend dem Charakter der betreffenden Persönlichkeit an. Auf der Astralebene, auf der wir mit dem Astralleib wirken, ist keine Täuschung möglich. Man sieht dort jeden so, wie er ist, denn der Astralleib offenbart sein wahres Wesen. Der Astralleib hat wie der physische Körper fünf Sinne. Nach dem Tod bleibt der Astralleib des Menschen erhalten und dient als Mittler in der Astralebene.

Innerhalb dieses Astralleibes befindet sich nach der Lehre der Meister noch ein weiterer Körper, der noch subtiler ist als der Astralleib. Er wird Kausalleib genannt, weil in ihm die Ursachen oder Keime für die Begebenheiten im Leben eines jeden Menschen gespeichert sind.
In diesem Kausalleib ist jedes Erlebnis des Menschen während seiner ungezählten irdischen Existenzen eingeprägt. Aus all diesen Erlebnissen bildet sich der Charakter, dem dann alle Handlungen entspringen.
Nach dem physischen, astralen und kausalen Körper ist der Geist (engl.: mind, Sanskrit: *man,* bestehend aus *manas* = Wahrnehmung, *chitta* = Erinnerung, *buddhi* = Intellekt, Verstand und *ahankar* = individuelles Bewußtsein) die vierte Einheit im Gesamtaufbau des Menschen. Der Geist ist noch feiner, noch subtiler als der Kausalkörper und ist der Seele näher. Wenn wir uns in dieser materiellen Region aufhalten, bedürfen wir des physischen, astralen und kausalen Körpers sowie des Geistes. Wenn wir uns auf die Astralebene begeben, müssen wir zeitweilig den materiellen Körper verlassen. Gehen wir höher zur zweiten Region, *Trikuti,* lassen wir den Astralleib zurück und wirken mit dem Kausalkörper und dem Geist. Verlassen wir auf dem Weg nach oben *Trikuti,* entledigen wir uns des Kausalkörpers und des Geistes und lassen sie in *Trikuti* zurück, da wir sie in den Regionen darüber nicht mehr benötigen. Das geschieht in *Daswan Dwar,* der dritten Region auf dem Pfad der Meister. Hier sind wir aller Hüllen oder Körper ledig und erblicken uns als Seele. Wir erkennen dann alles durch unmittelbare Wahrnehmung, ohne die Vermittlung von Geist und Leib.
Es mag zunächst schwer verständlich sein, wie sich jemand seines Geistes entledigen und trotzdem etwas erkennen kann. Wir sind es gewohnt, den Geist als Werkzeug des Erkennens zu betrachten. In Wirklichkeit erkennt aber nicht der Geist,

sondern er ist nur ein Werkzeug für die Seele, um Verbindung mit den Objekten der Erkenntnis in der materiellen Welt zu erhalten.
Die Seele allein hat Bewußtsein, ist Bewußtheit; sie vollzieht das wirkliche Erkennen. Deshalb benötigt sie den Geist nicht, wenn sie nach *Daswan Dwar* und noch höher aufsteigt. Sie erkennt durch *unmittelbare Wahrnehmung.* Alles Wissen steht ihr ohne irgendein Hilfsmittel des Erkennens zur Verfügung.
Der Geist ist weder seiner selbst bewußt, noch wird er von sich aus tätig; er besitzt keine Entschlußkraft. Er ist nur eine Maschine, sehr feinfühlig zwar und außerordentlich machtvoll, wenn er von der Seele in Bewegung gesetzt wird. Nur die Seele vermag zu erkennen, zu denken, schöpferisch zu wirken und aus eigener Kraft tätig zu werden. Die Seele ist die Antriebskraft des Geistes, so wie der elektrische Strom als Kraft eine Maschine in Bewegung setzt.
Schließlich kommen wir zum wahren Menschen, nämlich der Seele (engl.: spirit, soul, Sanskrit: *atman*). Die Seele ist der eigentliche Kern des Menschen. Sie ist die fünfte Einheit im Gefüge jenes Wesens, das wir Mensch nennen, so wie wir ihn hier in diesem Leben sehen. Er legt bei seinem Aufstieg in die höheren Regionen all seine Körper nacheinander ab, weil er auf diesen Ebenen für sie keine Verwendung hat. Jeder dieser Körper eignet sich nur als Hilfsmittel für den Gebrauch auf einer bestimmten Ebene.
So ist also die Seele der wahre, der eigentliche Mensch. Die Meister lehren, daß jede einzelne Seele ein Funke des unendlichen Lichtes, ein heller und strahlender Tropfen des unendlichen Seins ist. Als solcher ist sie eins mit dem Allerhöchsten — eins im Wesen und in den Eigenschaften. Sie ist ein Teil von ihm und wesensgleich mit ihm.
In der Seele liegt alles Bewußtsein und alle Macht. Alles, was

darunter liegt, ist ohne Bewußtsein, nur mechanisch tätig. Das gilt auch vom Geist des Menschen. In der Tat hängt das Leben und Handeln eines jeden Wesens ganz und gar von seiner Seele ab. Die bescheidenste Pflanze, das winzigste Insekt lebt und webt kraft seiner Seele, des winzigen spirituellen Funkens, der ihm Leben und Dasein gibt. Alles übrige im Menschen vergeht oder wird von ihm auf seinem Weg nach oben abgelegt. So erlangt er vollkommene Freiheit.

Müßte sich die Seele aufgrund ihres Karmas nicht in diesen stofflichen Bereichen aufhalten, wären Körper und Geist für sie nicht nötig. Wegen ihrer außerordentlich feinen, spirituellen Beschaffenheit kann die Seele mit den unteren Regionen ohne vermittelndes Werkzeug nicht in Berührung kommen. So ist sie gezwungen, sich mit den verschiedenen „Kontaktmitteln" zu bekleiden.

Die Seele ist Seele, ganz gleich, in welchem Körper sie sich befindet. Sie stammt vom höchsten Herrn ab und ist von derselben Substanz. Die Meister lehren, daß das gesamte Universum mit Seelen erfüllt ist. Die einen haben einen hervorragenden Geist, einen höher entwickelten Körper als andere; aber sonst besteht kein Unterschied zwischen einer Amöbe und einem Menschen, zwischen einem Insekt und einem Gelehrten.

Das wirft ein helles Licht auf die Lehre der Meister bezüglich der Wiederverkörperung der Seelen. Die Lehre von der Wiederverkörperung ist für den westlichen Menschen nicht leicht zu begreifen. Aber bei sorgfältigem Studium bietet sie eine rationelle Erklärung für viele geheimnisvolle Abläufe im Leben des Menschen und der gesamten Schöpfung.

Es ist sehr wichtig zu wissen, daß der Schöpfer den Menschen in seinem Wesen so gestaltet hat, daß er bei entsprechender Ausbildung imstande ist, sich mit jedem Teil des gesamten Universums bewußt in Verbindung zu setzen. Auf den ersten Blick sieht das nach Phantasie aus. Es ist aber tatsächlich wahr.

Der Mensch ist nämlich als Mikrokosmos, als kleine Welt oder kleines Universum geschaffen. Er ist in der Tat eine Nachbildung des ganzen Universums der Universen in kleinem Maßstab. Aus diesem Grunde kann er bewußt den Makrokosmos, das ganze Universum außerhalb seiner selbst erreichen. Das ist möglich, weil in ihm gewisse Zentren liegen, die jedem einzelnen Teil des äußeren Universums entsprechen. Wir sind in der Tat „furchterregend und wunderbar gemacht".

Die Menschen haben gewöhnlich keine Vorstellung von dieser erstaunlichen Gabe. Sie fühlen sich vom übrigen Universum abgeschnitten — von jenen riesigen, unbekannten Bereichen, die von zahllosen Scharen von Wesen bewohnt werden, die uns gleich oder überlegen sind. Trotz allem ist es aber Tatsache, daß wir mit dem ganzen außenliegenden Universum in Berührung kommen können, wenn wir es wollen. Wir haben die Möglichkeit, bewußt mit den entferntesten Himmeln Verbindung aufzunehmen und die äußersten Regionen im Raum zu erforschen, wenn unsere entsprechenden Fähigkeiten geweckt sind. Das bezieht sich nicht nur auf alle physischen Welten des gestirnten Himmels, sondern auch auf alle astralen und anderen höheren geistigen Regionen.

Wenn es zutrifft, daß der Durchschnittsmensch von heute, wie die Wissenschaftler sagen, nicht mehr als ein Millionstel

seiner Gehirnzellen gebraucht, dann ist es gleichermaßen wahr, daß er noch nicht den millionsten Teil jener zahllosen Welten erforscht hat, die im Jenseits liegen und deren Reichtümer und Schönheit ihm noch fremd sind. Er kann sie aber leicht erforschen, wenn er die Methode dafür kennt.
Er muß „nach innen gehen" und sehen, was es dort in ihm gibt. Das wird alle seine schlummernden Fähigkeiten wekken, und seine verborgenen Kräfte werden dadurch frei. Auf diese Weise wird er in bewußte Berührung mit dem ganzen Weltensystem — dem physischen und dem geistigen — kommen, das den endlosen Raum füllt. Die genaue Methode hierfür enthüllt der Meister jedem Schüler.
Wie das physische Gehirn durch sein Nervensystem mit allen Teilen des Körpers in Verbindung steht, gibt es auch im Astralkörper eine Anzahl wichtiger Zentren, durch die das Bewußtsein mit der ganzen Astralwelt in Berührung kommen kann. In gleicher Weise dienen andere Zentren als Ausgangspunkt für die Verbindung mit den ihnen entsprechenden höheren und feineren Welten. Durch konzentrierte Aufmerksamkeit auf den Punkt oder das Zentrum, das man unter der Leitung des Meisters auswählt, wird diese Verbindung hergestellt und werden die in Frage kommenden Zentren erweckt. Durch konzentrierte Aufmerksamkeit auf jedes der Zentren wird das Bewußtsein in ihnen geweckt. Das wache Bewußtsein bewegt sich aufwärts zu den Welten, die mit diesem Zentrum in Wechselbeziehung stehen.

Von unten angefangen befinden sich folgende Zentren im Menschen:

1. *Mul Chakra* — Wurzelzentrum. Es liegt nahe am Rektum und kontrolliert die Ausscheidung.

2. *Indri Chakra* — Sinneszentrum, das nahe am Sakralplexus liegt, mit dem die Sexualität des Menschen zusammenhängt.

3. *Nabhi Chakra* — Nabelzentrum, liegt nahe am Solarplexus und steuert vorwiegend den Ernährungsvorgang.

4. *Hridaya Chakra* — Herzzentrum, befindet sich in der Nähe des Herzplexus und reguliert den Kreislauf.

5. *Kanth Chakra* — Halszentrum, das beim Halsplexus liegt und die Atmung bestimmt.

6. *Agya Chakra* — Augenzentrum, das hinter den Augen liegt, in gleicher Höhe mit dem unteren Teil der Augäpfel, genau im Mittelpunkt der Stirnhöhle, an einem Punkt im feinstofflichen Körper, der der Lage der Hirnanhangdrüse entspricht. Dieses Zentrum ist der Sitz von Geist und Seele und übt die Kontrolle über die Körperfunktionen aus.

Etwas über dem *agya chakra* liegt das *char-dal-kanval,* der vierblättrige Lotus, dessen Aufgabe es ist, die vier Fakultäten des Geistleibes (*antashkaran*), nämlich *manas, buddhi, chitta und ahankar* in Funktion zu halten. Gerade über diesem *char-dal-kanval* befindet sich das *Tisra Til,* das Dritte Auge. Die Meister lehren ihre Schüler, ihre ganze Aufmerksamkeit auf diesen Punkt zu richten, wenn sie meditieren. Die niedrigeren Zentren, die *chakras,* bleiben unbeachtet. Das ist der grundlegende Unterschied zwischen dem System der Meister und den anderen Yogasystemen. Die Meister lehren ihre Schüler, an dem Punkt zu beginnen, an dem die anderen

Systeme enden. Die Meister schenken den niedrigen *chakras* keine Beachtung, weil sie für das echte geistige Wachstum bedeutungslos sind.

Es gibt der Lehre der Meister zufolge noch viele Zentren weiter aufwärts im Gehirn; jedes entspricht einer Region in den höheren Welten. Das erste Zentrum über dem *Tisra Til* ist der sogenannte *ashta-dal-kanwal,* der achtblättrige Lotus, und darüber *sahasra-dal-kanwal,* der tausendblättrige Lotus, das Zentrum der Astralwelt.

Bis zu diesem Punkt gelangten die Yogis und Mahatmas der Vergangenheit. Viele von ihnen glaubten, damit ihr höchstes Ziel erreicht zu haben. In Wirklichkeit ist das der Ausgangspunkt für den Aufstieg zu den höchsten Regionen, die sieben Stufen über *sahans-dal-kanwal* liegen.

Gerade über *sahans-dal-kanwal* liegt, wie schon erwähnt, *Trikuti,* die zweite Region auf dem Pfad der Meister. Sie ist der Sitz des höchsten Gottes der Veden und Upanishaden, *Brahm,* den die Meister die Negative Macht nennen.

Die weiteren Regionen sind in dem Kapitel „Der Aufstieg" aufgezählt.

Geist und Seele

Die Meister lehren, daß jedes Geistwesen bei seinem Abstieg aus *Sach Khand,* der wahren Heimat der Seele, in der zweiten Region über dem physischen Universum, mit dem mentalen Bewußtsein ausgestattet wird, das ihm auf den niederen Ebenen als Werkzeug dienen soll. *Trikuti,* die Kausalwelt, von der im vorhergehenden Kapitel bereits die Rede war, ist das Reich des universalen Geistes, aus dem jeder individuelle Geist stammt. Für jede Seele wird sozusagen ein winziger Teil davon abgesondert, der sie wie ein dichter Schleier umhüllt.

Das Licht der Seele wird dadurch verdunkelt und ihre Aktionsfähigkeit stark gehemmt.
Mit dem Ballast des Geistes ausgestattet beginnt nun die Seele in den Regionen des Geistes und der Materie ihre individuelle Laufbahn. Von jetzt an sammelt das Einzelwesen Karma an, während es vorher außer dem sogenannten *adi karma,* dem Urkarma, ohne Karma war. Dieses Urkarma besteht in dem Wirken der schöpferischen Kraft, deren Aufgabe es ist, die Seelen auf die materiellen Ebenen zu entsenden, um ihnen Gelegenheit zu geben, die für sie notwendigen Erfahrungen zu sammeln.
Jedes Einzelwesen sammelt nun aus eigenem Antrieb Erfahrungen; die Zeit seiner Selbstverantwortung hat begonnen. Dies bedeutet, daß es selbständig das Gesetz seines Lebens festzulegen und sein Schicksal selbst zu schmieden beginnt. Es fängt an zu handeln, zu genießen und zu leiden, Belohnungen zu empfangen und Strafen zu verbüßen, was nichts anderes als der Beginn seines eigenen Karmas ist. So fängt es seine lange Kette irdischer Existenzen an. Von jetzt an schafft es und häuft es mit jeder einzelnen Tat Karma an. In all seinem Wirken ist dabei der Geist sein Hauptwerkzeug. Er ist es, der unter dem Gesetz von Ursache und Wirkung Karma bewirkt.
Wir sehen daraus deutlich, daß der Geist nur ein Werkzeug ist, das die Seele aber belastet, ihr Licht verdunkelt, sie an die materielle Welt fesselt und ihren Fortschritt behindert.
Die Seele ist äußerst fein und empfindlich. In ihrem eigenen Wirkungsbereich verfügt sie über eine ungeheure Macht; in der grobstofflichen Welt dagegen ist ihre Macht, sich selbst Ausdruck zu verleihen, nur sehr gering. Hat sie aber einen geschulten und empfänglichen Geist, so kann sie durch dessen Vermittlung fast jeden Wunsch oder jeden Entschluß verwirklichen. Daher ist es so wichtig, daß die Seele den

Geist am Zügel hält, worauf alle Meister so sehr bestehen. Sobald die Seele sich einschaltet, muß der Geist folgen, ob er will oder nicht.

Alle Einsicht, alles Licht und alle Macht entstammen der Seele; dies gilt ohne Einschränkung und ist buchstäblich und ganz allgemein wahr. Auch alles Licht, alle Weisheit, Harmonie, jeder Rhythmus, alle Schönheit, Liebe, Reinheit, Sittlichkeit und Kraft stammen aus der Seele, und alle werden durch sie dem Geist übermittelt, genauso wie der elektrische Strom eine elektrische Lampe zum Leuchten bringt.

Hier in der materiellen Welt ist es für die Seele unter allen ihren Umhüllungen außerordentlich schwer, sich selbst Ausdruck zu verleihen und den ihr eigenen Weg zu gehen, den Weg der Liebe, Schönheit und Reinheit. Oft sieht sie sich gänzlich außerstande, ihr eigenes Mentalwerkzeug, den Geist und die Regungen des Gemüts, im Zaume zu halten. Ihre Fähigkeit, sich überhaupt geltend zu machen, hängt von der Reaktionsbereitschaft dieses ihres Hauptwerkzeuges ab. Wenn es ungebärdig, defekt oder krank ist, wird die Seele machtlos. Geist oder Gemüt kann genauso erkranken wie das Gehirn und sich ungezügelt und haltlos in Sinnesbefriedigungen stürzen; dann ist die Seele hilflos, sie kann dann nur noch der Katastrophe zusehen und schweigend leiden.

Geist und Seele sind gegeneinander äußerst fein ausgewogen. Das Gleichgewicht kann durch das Eindringen der einen oder anderen der fünf niedrigen Leidenschaften — Wollust, Zorn, Habgier, Verhaftetsein und Stolz — leicht gestört werden. Diese sogenannten „Bösen Fünf" sind die Agenten der Negativen Macht. Der Meister vergleicht zuweilen den ungezügelten, von einer der fünf Leidenschaften beherrschten Geist mit einem Kamel ohne Halfter. Es kann jeden Augenblick durchgehen und davonstürmen und so in sein eigenes Verderben rennen.

Die Seele hat ihren Sitz in den innersten Kammern unseres Wesens, wie der Kapitän in seinem Schiff. Seine Herrschaft über das Schiff hängt aber davon ab, daß die Verbindung mit allen Teilen des Schiffes aufrechterhalten wird und daß alle Untergebenen jedem seiner Befehle sofort nachkommen. Wenn aber eine Meuterei ausbricht, der Steuermann gefangengehalten und durch einen Meuterer ersetzt wird, dann ist der Kapitän hilflos, selbst wenn er der König wäre; er ist dann Gefangener auf seinem eigenen Schiff. In genau derselben Lage befindet sich die Seele, wenn die fünf Leidenschaften sich breit machen und vom Schiff — Geist und Körper — Besitz ergreifen.

Man sollte daran denken, daß die Seele sich in Feindesland befindet und immer von den fünf Vasallen der Negativen Macht, den Fünf Lastern, umgeben ist. Diese sind dazu bestellt, Geist und Seele irrezuführen. Der Geist läßt sich nur zu gern von ihnen beherrschen, gesellt sich zu ihnen und leiht ihren Einflüsterungen ein williges Ohr; er ist ja aus derselben Substanz wie ihr Auftraggeber, die Negative Macht.

Das folgende Kapitel wird sich eingehend mit diesen fünf Feinden der Seele befassen. Hier soll nur darauf hingewiesen werden, daß Geist und Seele sich vor ihnen hüten müssen. Wenn sie in ihrer Wachsamkeit und Selbstzucht nur einen Augenblick nachlassen, können diese Feinde die Oberhand gewinnen. Wir sollten es machen wie die Vögel, die auf der Suche nach Nahrung keinen Augenblick in ihrer Wachsamkeit nachlassen, denn eine Katze oder ein anderer Feind könnte versuchen, sie zu fangen. Wie der Vogel immer zur Flucht bereit ist, sollten auch wir stets bereit sein, uns in unseren Zufluchtshafen zurückzuziehen, wohin die fünf Feinde nicht gelangen können: in die innerste Kammer unserer Seele und des WORTES.

Alle Menschen sind für ein Erbe geboren, dessen Größe und

Schönheit sie sich selbst in ihren kühnsten Träumen überhaupt nicht vorzustellen vermögen. Die Meister vergleichen zuweilen die Seele mit einer schönen Königin, die sich von ihrem Palast entfernt. Ihr Geist trübt sich. Sie legt ihre königlichen Gewänder ab, kleidet sich in Lumpen und verkehrt mit schmutzigen Strolchen (dem Geist und den Sinnen).

Das ist ein treffliches Gleichnis für den Zustand allenthalben in der Welt, und zwar den einer jeden Seele, die nicht durch die Verbindung mit einem Meister wirklich erleuchtet wurde. Alle Menschenseelen sind von ihrer ursprünglichen Heimat in dem Königreich des Lichtes herabgestiegen. Sie sind Kinder des Königs der Könige. Aber sie haben alles Wissen über ihre Herkunft und ihr edles und unschätzbares Erbe verloren. Ihr Geist ist umwölkt und ihre Wahrnehmungen sind getrübt. Sie haben nicht mehr die leiseste Ahnung von ihren angeborenen Kräften und Möglichkeiten. Als unwissende Sklaven des Geistes, der Sinne, von deren Objekten und der fünf schlimmen Leidenschaften irren sie unendlich lange Zeiten in diesen niederen Welten der Täuschung umher und schleppen ihr elendes Dasein in Schmutz und Finsternis mit sich herum.

Die fünf Laster

Um dem Leser ein besseres Verständnis vom Wesen des Geistes zu geben, müssen wir die fünf Arten seiner zerstörerischen Tätigkeit, die fünf Entartungen, die Laster, im einzelnen erörtern. Diese sind: Wollust, Zorn, Habgier, Verhaftung an Menschen und Dingen sowie Stolz. Diese fünf Laster schließen alle bösen Neigungen im Menschen ein. Sie gewinnen die Oberhand, wenn der Geist sich selbst überlassen ist und nicht von der Seele geleitet wird.

KAM — Wollust, ist die entartete Sexualität des Menschen, durch die er auf das Tierniveau absinkt. Sooft der Mensch diesem Laster erliegt, büßt er etwas von seinem sittlichen Stand ein und bindet sich an die Welt der Sinne. Das aber ist das schlimmste Gift für den Geist. Sinnlichkeit ist ein Grundübel, ganz gleich, welche Form sie annimmt. Die Meister sagen ohne Umschweife, daß die Wollust zum Tod führt.

Im weiteren Sinn umfaßt Kam jedes Verlangen nach übermäßiger sinnlicher Befriedigung, zum Beispiel Alkoholmißbrauch, Drogen- und Nikotinsucht, Gaumenkitzel und Eßsucht, Spielleidenschaft, kurz jede Art von sinnlicher Begierde, die zu einem Exzeß in der Befriedigung führt.

KRODH — Zorn, ist das zweite der fünf tödlichen Laster. Der Zorn stiftet Streit und verwirrt den Verstand. Er zerstört den Frieden und die Liebe, erweckt Haß und macht Menschen, Familien und Völker zu Feinden. Da die Liebe die Summe alles Guten ist, so ist der Zorn die Summe alles Bösen.

Wir müssen uns immer vor Augen halten, daß letzten Endes der Zorn dem schadet, der ihm nachgibt. Das Ziel seiner vernichtenden Wirkung sind die anderen. Er trifft aber am härtesten den, der sich ihm hingibt. Er schafft schlechtes Karma für ihn und kettet ihn fest an das Rad von Geburt und Tod.

Zorn äußert sich u. a. in folgenden Symptomen: Böses von anderen denken, Empfindlichkeit, die Taten anderer kritisieren, ständig nörgeln, andere ausschelten oder ärgern, gewohnheitsmäßige Unzufriedenheit mit der Handlungsweise anderer, Verleumdung, Eifersucht, Ungeduld, Ärger und Reizbarkeit.

In seinen Auswirkungen ist der Zorn für den Geist tödlicher als Krebs für den Körper. Unserer Meinung nach bringt er mehr Schmerz und Kummer in die Welt als jede Krankheit. Wir dürfen nicht vergessen, daß diese Krankheit des Geistes auch bei der Entstehung vieler körperlicher Übel mitwirkt. Da das Laster des Zorns so verheerende Wirkungen im Gefolge hat, fordern die Meister, sich von ihm nicht überrollen zu lassen. Sie bestehen darauf, nicht zu kritisieren, niemand zu beschimpfen, nicht einmal jemanden zu tadeln, weder in seiner Gegenwart noch hinter seinem Rücken. Man sollte nie die Gefühle anderer verletzen, kein hartes oder unfreundliches Wort über die Lippen kommen lassen, sondern immer nur Worte der Liebe, der Wahrheit und Güte aussprechen.

Es hat manchem, der sich über einen anderen geärgert hat, geholfen, wenn er sich im stillen sagte: Man kann einen Säugling nicht dafür tadeln, daß er noch nicht laufen kann. Das führt uns vor Augen, daß viele Menschen, auch Erwachsene, noch auf der Entwicklungsstufe eines Kindes stehen und einfach nicht umhin können, so zu handeln, wie sie es tun.

LOBH — Habgier ist das dritte Laster, und zwar eines der abstoßendsten. Sie bindet den Menschen an materielle Dinge und macht den Geist für alle höheren Werte unempfindlich. Die Habgier kettet uns an die niedrigen Dinge dieser Erde, so daß wir am Ende zu ihren Sklaven werden. Reichtum, Vermögen und Besitz werden zum Gebieter statt zum Diener. Wie alle anderen Laster schmiedet die Habgier langsam ihre Ketten um den Menschen. Er sinkt auf die Stufe der Dinge hinab, die er liebt. Wie die Wollust erniedrigt und der Zorn verzehrt, so verhärtet die Habgier das Herz des Menschen.

Die Habgier hat viele Unterstufen wie Geiz, Falschheit, Heuchelei, Meineid, Raub, Bestechung und Betrügerei jeglicher Art.

John D. Rockefeller sagte kurz vor seinem Tod: „Der ärmste Mann in der Welt ist der, der nichts anderes hat als Geld."

Sollte einmal die Zeit kommen, in der die Menschen nur an das denken, was sie wirklich brauchen, würde dieses Laster von selbst erlöschen. Wenn die Menschen mehr an das Geben und weniger an das Nehmen denken würden, wären sie der Meisterschaft sehr viel näher.

MOH — Verhaftetsein ist das vierte verhängnisvolle Laster. *Moh* ist die wahnhafte Bindung an Sinnesobjekte, an Menschen, an Positionen, an sozialen Status usw. und wohl das heimtückischste und hinterlistigste von allen.

Gewöhnlich weist es das Gehabe von Wohlanständigkeit und Ehrbarkeit auf und gibt sich als Freund aus. *Moh* redet dem Menschen ein, daß es nur vernünftig und geziemend sei, Frau und Kinder zu haben, eine angesehene Stellung einzunehmen, in Amt und Würden zu sein, Geld, Grundbesitz und Häuser sein eigen zu nennen, all das zu genießen und sich angelegentlich darum zu kümmern.

Wenn der Mensch dann ganz in diesen Dingen aufgegangen ist, wird er keine Zeit mehr für etwas anderes finden. Das ist der kritische Punkt. Es ist einfach keine Zeit mehr für Selbstvervollkommnung, für spirituelle Übungen, für selbstlosen Dienst am Nächsten übrig. Man ist dauernd unterwegs und mit der Familie und seinen Angelegenheiten beschäftigt.

Doch sollte man daran denken, daß die Befreiung der eigenen Seele der einzige Zweck unseres Lebens ist. Nichts anderes zählt! Die Aufgabe von *moh* ist es, uns davon abzuhalten, das eine Notwendige zu tun. Wenn man daran denkt, redet *moh* uns ein, daß gerade jetzt keine Zeit für diese Dinge sei. Gelegentlich, wenn die Umstände günstiger sind, könne man sich damit beschäftigen.

Moh ist der König der Saumseligkeit, des Auf-die-lange-Bank-Schiebens. „Du mußt auf eine bessere Gelegenheit warten." Aber zur selben Zeit beschäftigt er uns mit Kleinkram und Trivialitäten. Gekonnt läßt er den Menschen in der Tretmühle laufen, bis das Ende da ist. Er war sein ganzes Leben lang beschäftigt und hatte keine Minute Zeit, das zu tun, was wirklich wert gewesen wäre, getan zu werden. Auf diese Weise verbucht *moh* einen Riesenerfolg für seinen Meister, Kal, der die fünf Laster einzig und allein dazu benützt, den Menschen für seine höheren Ziele blind zu machen.

AHANKAR — Stolz, Eitelkeit, das letzte der fünf Laster, die Aufblähung des Ego. Das Wort *ahankar* hat zwei Bedeutungen: einmal ist es die Fähigkeit des Geistes, die uns das Selbstbewußtsein, die Individualität verleiht. Und andererseits ist *ahankar* die Perversion dieser Fähigkeit, die Überbetonung, die krankhafte Vergrößerung des Ichbewußtseins. In diesem Zustand hält der Mensch sich sozusagen für den Mittelpunkt des Universums.

Ahankar hat tausend Klauen, mit denen er sein Opfer festhält. Stolz beginnt meist schon in der Kindheit und währt oft genug bis zum Tod. Der Mensch bildet sich z. B. sogar etwas ein auf die teilweise Unterwerfung anderer Laster, ist stolz auf seine eigene Demut. Wie oft bläht der Mensch sein Ego auf wegen eines winzigen Sieges oder wegen einer Tugend!

Die Selbstgefälligkeit ist eine der häufigsten und bösartigsten Krankheiten des Geistes. Ihre Methode besteht darin, die Perspektive zu entstellen und alles unverhältnismäßig zu vergrößern.

Der eitle Mensch möchte sich selbst die Krone aufsetzen und wundert sich, weshalb nicht alle kommen, um ihn als König auszurufen. Aber er ist nicht fähig, seine Unvollkommenhei-

ten zu sehen. Er sieht sie nur an den anderen und hält sich selbst für vollkommen.
Die Hauptfunktion von *ahankar* ist es, den Weg zur Wahrheit zu versperren. *Ahankar* betrügt seine eigenen Opfer, indem er sie selbstzufrieden macht, wo sie ihre eigene Besserung anstreben sollten.
Am schlimmsten ist, daß der Stolze jene zu verderben versucht, die sich ihm entgegenstellen entsprechend dem Grundsatz: „Ich habe recht; wer gegen mich ist, befindet sich im Irrtum. Um das Recht zu schützen, muß ich meine Gegner vernichten."
Ein Ausfluß von *ahankar* ist auch der Fanatismus und die Scheinheiligkeit, Selbstbehauptung und Geltungssucht, Hochmut und Herrschsucht sowie die Angewohnheit, andere auszuschelten und zu kritisieren. Damit reicht *ahankar krodh* die Hand. Ihre Anmaßung besteht in der Überzeugung von der eigenen Unfehlbarkeit. Der von *ahankar* beherrschte Mensch unterbricht häufig andere beim Sprechen, hält gerne öffentliche Reden und sieht gerne seinen Namen in den Zeitungen. Er ist hinter Titeln und Ehrungen her und freut sich, wenn die Massen ihm schöntun. Noch auf viele andere Weisen zeigt er sein unaufhörlich um sich selbst kreisendes Ego.

Die Überwindung der fünf Laster

Nach der Darstellung der fünf Laster sollen nun ihre Gegenmittel aufgezeigt werden. Die Meister teilen die Menschheit in *manmukhs* und *gurmukhs* ein, d. h. in solche, die den Befehlen des eigenen Geistes folgen, und in solche, die einem Meister folgen. Ein *manmukh* gehorcht dem Geist und tut, was diesem beliebt. Er ist ein Sklave des Geistes und seiner Leidenschaften. Der Mensch jedoch, der immer auf den Meister schaut, ist frei und in der Lage, seine geistigen Kräfte auf den höchsten Entwicklungsstand zu bringen. Er unterliegt nicht dem unaufhörlichen Kreislauf von Geburt und Tod, von Begierde und Karma. Aber diesen erhabenen Erfolg kann er nur mit Hilfe eines Meisters und des Klangstroms erreichen. Es gibt kein anderes Heilmittel für die fünf Laster als diese Stimme Gottes, die in der Seele ertönt. Wenn man diese heilige Musik vernimmt, verlieren sie ihre Macht und ergreifen die Flucht.

Wirklich, das einzige Heilmittel gegen die fünf todbringenden Krankheiten ist der Klangstrom. Sicherlich ist die Betrachtung der entsprechenden Tugenden nützlich, aber man darf die endgültige Veränderung seines Charakters nicht von dieser Betrachtung abhängig machen. Die Seele muß vielmehr völlig hingerissen werden von der strahlenden Wirklichkeit des Klangstroms, so daß sie alles andere vergißt. Diese Wirklichkeit verleiht dem Menschen die Willenskraft, über sich selbst hinauszuwachsen und — neugeboren — ein mächtiges Wesen zu werden.

Wie die fünf Laster alle anderen Übel einschließen, so enthalten auch die entsprechenden fünf Tugenden alle anderen. Deswegen sollte man sich diese immer wieder vor Augen führen und versuchen, sie zu üben.

Kam = Wollust:
Shil = Enthaltsamkeit, Keuschheit

Krodh = Zorn:
Kshama = Nachsicht, Verzeihung

Lobh = Habgier:
Santosha = Zufriedenheit, Genügsamkeit

Moh = Verhaftetsein:
Viveka Vairagya = Loslösung, Einsicht in die Vergänglichkeit der Dinge

Ahankar = Stolz:
Dinta = Demut, Bescheidenheit.

Herrschaft über Geist und Sinne

Viele sprechen gelehrt über die Beherrschung des Geistes und der Sinne, aber sie wissen kaum etwas über das wichtigste Hilfsmittel, um den Geist und seine niedrigen Neigungen unter Kontrolle zu bekommen. Die Meister sagen uns, daß die Beherrschung des Geistes und der Sinne nur durch den Hörbaren Lebensstrom erreicht werden kann.

Um Geist und Sinne zu beherrschen, muß man ihnen etwas anbieten, das ihnen mehr gefällt als die Versuchungen der materiellen Welt. Ein System, das nicht den Klangstrom zum Mittelpunkt seiner geistigen Übungen hat, wird den Geist niemals in die Lage versetzen, den zahllosen Verlockungen der Sinnesreize zu widerstehen. Vor allem aber kann der Schüler ohne den Klangstrom auf dem Weg der geistigen Befreiung nicht ans Ziel gelangen.

Die meisten Menschen werden durch die Geißel einer oder mehrerer Leidenschaften vorwärts getrieben, sie werden durch Begierden angespornt und hungern nach Sinnesgenüssen. Das ist eine verhängnisvolle Knechtschaft. Wer den Sinnesgenüssen gewohnheitsmäßig nachgibt, vergrößert die Knechtschaft, und gleichzeitig wird das Verlangen noch mehr gesteigert. Der Mensch sinkt immer tiefer in den Sumpf der Sinnlichkeit. Wie sollte er ihm je entrinnen? Indem er sich einer Kraft anschließt, die mächtiger ist als alle Begierden — dem göttlichen Klangstrom.

Der Mensch befindet sich in einer ähnlichen Lage wie ein im Schlamm festgefahrenes Auto. Wenn es an eine starke Zugmaschine angehängt wird, die auf festem Boden steht, kann es wieder herausgezogen werden. In ähnlicher Weise kann sich die Seele an den Meister halten, der von allen Banden frei ist und unbegrenzte Macht besitzt. Er verbindet die Seele mit dem Hörbaren Lebensstrom. Statt tiefer in den Sumpf der Leidenschaften zu sinken, beginnt der Mensch nun zu den höheren Bereichen des Lichtes und der Freiheit aufzusteigen. Jetzt hat er die Kraft, sich zu erheben, denn der Lebensstrom hat die Fähigkeit, die Seele nach oben zu ziehen.

Geist und Sinne ziehen die Seele durch Begierden und Wünsche nach unten. Das Ziel des Schülers ist es, sich von seinem Verhaftetsein zu befreien. Wirkliche Loslösung ist erst erreicht, wenn jeder Wunsch überwunden ist.

Seit Buddhas Zeiten ist es eine der grundlegenden Lehren des Ostens gewesen, daß Wünsche die Ursache aller Leiden sind. Ihre Überwindung ist daher das Heilmittel für dieses Übel. Wie diese Aufgabe zu bewältigen ist, war schon immer eine entscheidende Frage in den Religionen und philosophischen Systemen. Der Wunsch wird als wildes Tier dargestellt, das die Welt durchstreift und nach Beute späht. Er ist unser ärgster Feind und das Hauptwerkzeug des Geistes, uns an die materielle Welt zu binden. Wünsche ziehen uns zu den Sinnesobjekten hin. Die Sinne überwältigen dann den Geist, und der Geist versklavt die Seele. Den Wünschen folgend, verursacht der Geist weiterhin Karma und verstrickt die Seele immer mehr im Netz dieser niedrigen Welt.

Wünsche hören niemals mit ihren Forderungen auf. Tag und Nacht lassen sie dem Menschen keine Ruhe. Sie folgen ihm in seine inneren Kammern und quälen ihn mitten im Gebet. Sie lassen sich nicht erweichen. Sie lockern weder die Fesseln, noch hören sie auf, ihre Peitsche zu schwingen, auch dann nicht, wenn ihr armes Opfer schwach und erschöpft auf dem Totenbett liegt. Sogar dann harrt noch der oft überwältigende Wunsch zu leben bei seinem Opfer aus. Wenn alle anderen Wünsche bezwungen sind, ist dieser letzte, das Leben auf dieser Welt fortzusetzen, immer noch eine Fessel für den Geist. Auch er muß überwunden werden. An seine Stelle sollte die Hingabe an den Meister treten, die Unterwerfung unter seinen Willen.

Der von seinen Begierden erfüllte Geist vergißt die Vergänglichkeit alles Irdischen. Der Mensch hält dieses flüchtige Schauspiel für die Wirklichkeit. Er vergißt die wahren Werte und greift nach vergänglichen Schatten. Stets hängt jene unheilvolle Wolke über uns, der Erzfeind des Menschengeschlechts — *avidya* — das Nichtwissen. Wenn dieses die Einsicht verdunkelt, tauchen die Laster auf und stellen ihre niedrigen Forderungen: Wollust, Zorn, Habgier, Verhaftetsein und Stolz.

Wie nun kann man sich von den Wünschen und Begierden befreien? Nur die Meister haben das Heilmittel. Sie befreien den Schüler von der Begierde, indem sie dem Geist etwas anbieten, das eine viel größere Anziehungskraft hat.

Unsere Aufgabe ist es, uns über die Welt der Sinne und Begierden zu erheben. Wenn wir den Pfad der Meister betreten wollen, ist es unerläßlich, daß wir uns von jeglichem Verlangen nach den Sinnesobjekten freimachen. Wir können sie zwar meiden, aber das bedeutet noch nicht, von ihnen frei zu sein. Wenn wir uns nicht vom Wunsch selbst befreien, haben wir nichts erreicht.

Wenn wir dagegen unsere Aufmerksamkeit auf etwas richten, das nicht der Welt der Sinne angehört, auf etwas Unvergängliches, auf etwas, das uns, statt uns hier zu fesseln, von unseren Fesseln befreit, uns in die entgegengesetzte

Richtung zieht und zur Freiheit und Unsterblichkeit emporhebt, dann wird das unser höchstes Gut.
Zur Illustration dieser Lehre ein Beispiel aus der Physik: Streue ein paar Eisenspäne auf den Tisch und lege einen kleinen Magneten in die Nähe. Die Späne werden sich auf den Magneten hin bewegen. Wenn man aber einen größeren Magneten auf die entgegengesetzte Seite legt, werden die Eisenspäne den kleinen Magneten nicht mehr beachten, sondern auf den größeren zustreben. Es ist das bekannte Problem in der Physik: die stärkere von zwei Kräften wird die Oberhand gewinnen. Wenn wir nun zu unserem Problem des Wünschens zurückkehren, werden wir sehen, daß dasselbe Gesetz im geistigen Bereich gilt. Die stärkere Anziehungskraft wird immer den Ausschlag geben.
Was soll nun der Schüler auf dem geistigen Pfad tun, um sich seiner Begierden zu entledigen? Es gibt nur eine Möglichkeit, dem Geist etwas anzubieten, das die niedrigen Wünsche vergessen läßt. Sie müssen durch eine stärkere Kraft überwunden werden, die in der entgegengesetzten Richtung wirkt. Eine andere Möglichkeit gibt es nicht. Durch Unterdrückung der Begierden ist die Aufgabe nicht zu lösen.
Das ist die Lehre der großen Meister. Sie geben ihren Schülern etwas, das die Stelle der niedrigen Wünsche einnimmt, etwas, das Geist und Seele emporzieht: den Hörbaren Lebensstrom, das WORT GOTTES. Es ist das Mittel zur Befreiung von der Knechtschaft, das einzige, das uns von den vergänglichen weltlichen Dingen loslöst und uns zu Freiheit und Licht emporträgt. Diesen Lebensstrom bietet der Meister uns an, und wir werden aufgefordert, ihn uns nutzbar zu machen. Er ist zu allen Zeiten das einzige Heilmittel gegen irdische Begierden gewesen.
Zuerst müssen wir uns damit zufrieden geben, unsere Wünsche und Begierden zu beherrschen. Beherrschung und

Ausrottung sind aber zwei verschiedene Dinge. Wir können uns weigern, dem Drängen der Wünsche nachzugeben und tun, was wir nach unserer Erkenntnis für das beste halten: das ist zeitweilige Beherrschung. Sie ist möglich, solange schlechte Gewohnheiten die Willenskraft nicht untergraben oder zu sehr geschwächt haben.

Wenn wir dann aber unsere Aufmerksamkeit auf den Klangstrom konzentrieren und dem Meister zu jenen höheren Welten folgen, bekommen wir dort die Verbindung mit dem Lebensstrom in seiner Fülle und höchsten Kraft. Dann werden wir seine überwältigende Anziehungskraft verspüren und alles andere völlig vergessen. Die niedrigen Reize schwinden und vergehen. Wir haben dann kein anderes Verlangen mehr als nach der Schönheit der Harmonien des Klangstroms, die uns verklären und emporheben. Der Klangstrom nimmt uns ganz gefangen und reinigt unser ganzes Wesen. Wir folgen ihm und hoffen, niemals auch nur einen Augenblick von ihm getrennt zu werden.

Der Meister selbst hilft uns, dahin zu gelangen. Wir sehen ihn und lernen, ihn zu lieben. Es wird uns zur Freude, ihm zu folgen, denn wir wissen, daß er uns zum Quell des Lebens führt. Wie die Liebe zum Meister zunimmt, so läßt die Anziehungskraft weltlicher Dinge nach, bis es nach und nach nicht mehr schwerfällt, alle niedrigen Wünsche abzuweisen und dem Meister in die inneren Regionen zu folgen. Dort wird man mit dem Lebensstrom verbunden, und die Seele geht darin auf. Dann braucht man sich um die niedrigen Begierden und Wünsche keine Sorgen mehr zu machen. Sie verschwinden einfach, versinken in dem großen Strom des Heiligen Geistes. Dann ist unsere Befreiung vollendet. Sobald jemand mit jener leuchtenden Wirklichkeit eins wird, werden alle seine Probleme gelöst. Er ist ein freier Mensch.

Der geistige Zustand der Menschheit

Wenn der Leser sich den Inhalt der vorhergehenden Kapitel vor Augen hält, kann er die wirkliche Situation des Menschen auf diesem Planeten vielleicht besser ermessen. Wir leben auf einem kleinen, dunklen Planeten, der zum untersten Teil der Schöpfung — dem stofflichen Weltall — gehört und wissen nichts von unserer Herkunft, unserem geistigen Erbe und dem Zweck unseres Lebens auf dieser Erde. Wir kennen vor allem den Weg nicht, der uns zum höchsten Ziel des menschlichen Lebens führt: zur Erlösung aus den dunklen Regionen der Schöpfung.

Verglichen mit den hellen und strahlenden Welten über ihr ist diese Welt voll Dunkelheit, Leiden und Sorgen. Geistige Finsternis lagert über der Welt und den Menschen, die in ihr leben. Die ganze Menschheit ist krank, blind und taub.

Der Mensch, so sagen uns die Meister, ist aber nicht nur krank, sondern er hat sich überdies in einem undurchdringlichen Wald verirrt, ohne Weg, Kompaß, Sonne oder Sterne. Er leidet außerdem an einem verhängnisvollen Gedächtnisschwund: er hat keine Erinnerung mehr an seine ursprüngliche Heimat, seine göttliche Herkunft. In diesem bedauernswerten Zustand wandert er ziellos umher, oft genug von körperlichen Leiden und Schmerzen, von materiellen Sorgen und Nöten bedrängt.

Fast alle Menschen werden außer ihren anderen Schwierigkeiten noch von den fünf inneren Feinden, den fünf Lastern verfolgt, die sie nicht zur Ruhe kommen lassen. Reich und arm, jung und alt werden von einer ständigen Unruhe, der nie endenwollenden Suche nach dem, was sich anscheinend niemals finden läßt, gequält.

Ein Mensch, der sich seiner hoffnungslosen Lage bewußt wird, mag sich auf die Suche nach der Wahrheit und

Wirklichkeit begeben. Er hat bereits begonnen, den Schein und Trug dieser Welt zu durchschauen und ist ihrer überdrüssig geworden. Aber wo ist die Wahrheit zu finden? Nur zu oft muß der Wahrheitssucher aufgeben und zurückkehren wie Noahs Taube, ohne irgendwo auf der Welt einen sicheren Rastplatz gefunden zu haben.

Der geistig einsichtige Mensch empfindet etwa so wie Silenus, der dem König Midras auf seine Frage, welches das beste Schicksal für den Menschen wäre, zur Antwort gab: „Armseliges Eintagsgeschlecht! Kinder der Zufälle und Sorgen! Warum zwingt ihr mich zu sagen, was am besten ungesagt bliebe? Das Beste ist unerreichbar: überhaupt nicht geboren zu werden. Das Zweitbeste ist, früh zu sterben".

Dem Leser mag klar geworden sein, daß die Menschheit tatsächlich hoffnungslos in den Netzen des Geistes und der Materie verstrickt ist und daß kaum einer erkennt, daß er sich aus eigener Kraft daraus nicht befreien kann. Er kann nur kämpfen, und der Kampf kann ihn oft in eine noch fatalere Lage bringen. Weder religiöse Zeremonien und Riten, das Studium der heiligen Bücher, noch Gebete und Pilgerfahrten können die Befreiung bewirken. Nicht einmal Taten der Barmherzigkeit können den Menschen erretten.

Wer nach Erlösung vom Kreislauf von Geburt und Tod verlangt, muß zuerst den hilflosen Zustand seiner Seele erkennen. Diese Erkenntnis führt ihn zu der anderen Wahrheit: der absoluten Notwendigkeit eines lebenden Meisters.

Um vom Kreislauf von Geburt und Tod und der Tyrannei der fünf tödlichen Feinde erlöst zu werden, muß die Seele einen lebenden Meister finden. Das ist Gottes Weg. Der Mensch kann sein Ziel auf andere Weise nicht erreichen, denn den Druck des geschaffenen Geistes und der Materie nach unten, die reißende Strömung, die den Menschen mit sich zieht,

kann er aus eigener Kraft nicht überwinden. Nur wer die Hand des Meisters ergreift, kann aus dem Strudel der Laster und des Karmagesetzes errettet werden.
Ohne die Hilfe eines lebenden Meisters kann sich keine Seele aus der Knechtschaft der Sinne und dem Kreislauf von Geburt und Tod befreien. Es gibt keinen anderen Weg. Ohne den Meister vermag niemand die Ketten des Geistes und der Materie zu sprengen und zu den höheren Regionen aufzusteigen. Zu unserer Erlösung oder Befreiung sind wir völlig auf die Gnade des Meisters angewiesen. Ohne ihn ist die Seele hilflos wie ein Mensch, der in einem kleinen Boot auf stürmischer See gegen den unvermeidlichen Tod kämpft.
Doch mitten in diesem Kampf gegen die Elemente taucht ein großes Schiff auf, und der Kapitän fordert den in den Fluten Treibenden auf, an Bord zu kommen, um ihn in den sicheren Hafen zu bringen. Der Kapitän ist der Meister und das Rettungsschiff ist das WORT, der Klangstrom.

Die Karmalehre

Karma

Karma und Wiedergeburt nehmen in der Lehre der Meister eine wichtige Stellung ein. Nicht nur die Meister, sondern praktisch alle östlichen Philosophien erkennen sie als Tatsachen an. Für mehr als die Hälfte der Menschheit sind Karma und Wiedergeburt feststehende und unumstößliche Realitäten.

Das Wort *Karma* kommt aus dem Sanskrit und bedeutet „tun". Es handelt sich um das Naturgesetz, nach dem jeder das genaue Entgelt oder den Lohn für seine Taten erhält. Letzten Endes ist es nichts anderes als die Gesetzmäßigkeit von Ursache und Wirkung, Aktion und Reaktion.

Gute Taten haben gute Wirkungen oder gutes Karma zur Folge, schlechte Taten rufen schlechtes Karma hervor. In der Sittenlehre Jesu wird Karma auf die einfache Formel gebracht, daß man empfängt, was man verdient hat, daß man erntet, was man gesät hat. Im Gesetz Moses wird es vereinfacht mit „Auge um Auge, Zahn um Zahn" ausgedrückt. Der tiefere Grundsatz ist der, daß jeder Tat zwangsläufig natürliche und gesetzmäßige Ergebnisse folgen. Dieses Gesetz ist so allgemeingültig, daß es erstaunlich ist, daß nicht alle Menschen seine allgemeine Bedeutung erkannt und es in der Sittenlehre für ihre Lebensführung ebenso angewandt haben wie in der Mechanik oder Physik.

Wir müssen uns stets vor Augen halten, daß wir gemäß diesem Gesetz ständig Karma schaffen und karmische Schulden machen und daß all diese Schulden abbezahlt werden müssen.

Karma kann sowohl gut als auch schlecht sein. Wer Gutes tut, muß auch Gutes ernten. Nichts kann dieses Gesetz

aufheben. Es ist genauso unveränderlich und unumstößlich wie das Gesetz der Schwerkraft.
Manchmal hört man sagen, der Glaube an das Karmagesetz sei Fatalismus. Aber nichts ist der Wahrheit ferner. Anstatt daß dieses große Gesetz uns zu einem träge oder untätig machenden Fatalismus führt, ist es vielmehr die einzige Lehre in dieser Welt, die genau darlegt, inwieweit der Mensch der Schmied seines eigenen Glückes, der Schöpfer seines eigenen, zukünftigen Schicksals ist. Fatalismus besagt, daß man hinnimmt, was kommt, und nichts dagegen unternimmt. Karma zeigt uns den Grund, warum etwas geschieht; es bedeutet wie bereits erwähnt „tun", also z. B. gute Taten vollbringen und gute Früchte ernten, wenn das der Wunsch ist. Das Karmagesetz läßt keinen Raum für das willkürliche Eingreifen einer launischen Gottheit, oder dafür, daß man sich widerstandslos dem Schicksal ergibt.
Die Meister lehren, daß es drei Arten von Karma gibt: das Schicksalskarma, das Vorratskarma und das in jedem Leben neu verursachte Karma.
1) *Pralabdh karma,* das Schicksalskarma ist jenes Karma, das in einem oder mehreren vergangenen Leben gesät wurde und sich nun im gegenwärtigen Leben auswirkt. Es bestimmt den Rahmen unseres Lebens, unsere Umgebung und die Personen, mit denen wir in engere Berührung kommen. Dieses Karma muß der Mensch während dieses Lebens abbezahlen. Man kann diesem Karma nicht entgehen, auch dann nicht, wenn man einen lebenden Meister hat. Der Meister hat zwar die Macht, auch dieses Karma aufzuheben, aber für gewöhnlich tut er das nicht, weil sich jeder Mensch seinem Karma stellen muß, es erleiden oder genießen muß. Das Schicksalskarma wird mit einem fliegenden Pfeil verglichen, der einmal abgeschossen, dahin fliegen muß, wohin die Spannkraft des Bogens ihn schickt.

2) *Sinchit karma,* das Vorratskarma kann man mit Geld vergleichen, das bei einer Bank auf einem Sparkonto eingezahlt ist. Es bedeutet, daß etwas von dem neuen Karma, das sich am Ende eines jeden Lebens angesammelt hat, auf die Seite gelegt und zurückgehalten wird. Abgehoben oder verbraucht wird es nicht nach dem Willen des Betreffenden, sondern nach dem Willen des Karma-Gebieters, der Negativen Macht. Es ist das höhere Wesen, dessen Pflicht — neben anderen — die Verwaltung unseres Karmas ist. Er kann von dem „Vorratskarma-Konto" abheben und das Karma zum Ausleben an dem von ihm bestimmten Ort und zu der von ihm festgesetzten Zeit zuweisen.

3) *Kriyaman karma,* das neue Karma ist das Karma, das wir von Tag zu Tag während dieses Lebens schaffen. Es kann auf dreierlei Weise verteilt werden: Wir können seine Folgen, ob gut oder schlecht, sofort ernten oder aber zu einem späteren Zeitpunkt in diesem Leben; oder es kann drittens als Vorratskarma aufgespart und nach dem Willen des Karma-Gebieters erst in der Zukunft abgehoben werden. In diesem Falle wird es ein Teil des Schicksalskarmas für das nächste oder ein späteres Leben.

Es wäre noch besonders zu erwähnen, daß der Meister bei der Einweihung eines Schülers die Verwaltung seines Karmas von dem Karma-Gebieter übernimmt. Das ganze Schicksal des Schülers erfährt dann insofern eine grundlegende Änderung, als nun alles vom Willen des Meisters abhängt, denn dieser ist jetzt sein karmischer Gebieter. Obwohl der Meister nach Gutdünken mit dem Karma des Schülers verfahren kann, wird er in der Regel das Schicksalskarma nicht ändern. Das für dieses Leben vorgesehene Karma wird also als feststehend und endgültig betrachtet; es muß durchlebt werden.

Das übrige Karma wird der Meister so zuteilen, wie es für den

Schüler am besten ist. Er kann verlangen, daß der Schüler sein ganzes Vorratskarma durchlebt, das sich von früheren Leben her angesammelt hat, ebenso das neue Karma, das er von Tag zu Tag neu schafft. Doch wird er es nie zulassen, daß die Bürde zu schwer wird. Oft trägt er aus Erbarmen, aus seiner großen Liebe und Gnade selbst einen Teil davon, denn er ist die Verkörperung liebender Güte.

Die Negative Macht ist der Karma-Gebieter dieser Welt und aller Regionen bis zur zweiten, einschließlich Trikuti. Für alle, die keinen lebenden Meister haben, verwaltet sie das Karma. Doch in dem Augenblick, in dem man von einem lebenden Meister eingeweiht wird, geht das ganze karmische Konto von der Aufsicht der Negativen Macht in die des Meisters über. Von dieser Stunde an hat die Negative Macht nichts mehr mit dem Karma-Konto des Schülers zu tun und hat keine Macht mehr über ihn. Sein Schicksal in diesem und dem nächsten Leben ruht vollkommen in der Hand des Meisters, der das Karma seines Schülers immer mit großer Gnade verwaltet. Unter seiner barmherzigen Herrschaft bezahlen wir mit Nadelstichen anstatt mit tödlichen Hieben.

Eine der wichtigsten Erkenntnisse, zu der man durch das Verständnis des Karmagesetzes kommen kann, ist folgende: Wenn man weiß, daß jeder ernten muß, was er gesät hat, und daß er diesem Gesetz nicht entrinnen kann, wird kein vernünftig denkender Mensch mehr mit seinem Mitmenschen unbarmherzig umgehen und weiterhin gemeinen und erniedrigenden Leidenschaften frönen. Das wäre so gut wie Selbstmord. Niemand wird sich bei vollem Verstand selbst schädigen. Das Karmagesetz lehrt uns, daß das einem anderen zugefügte Unrecht nur eine andere Form von Selbstmord ist.

Die Wiedergeburt ist eine Auswirkung des Karmagesetzes, demzufolge der Mensch sich immer von neuem verkörpern muß, um die Schulden und Guthaben, die er im Laufe seiner Leben angesammelt hat, auszugleichen.
Die Wiedergeburt ermöglicht es jedem Menschen aber auch, sein Karma bis zu dem Punkt zu verbessern, an dem er schließlich dem Rad von Geburt und Tod entrinnen kann. Diese Flucht kann ihm allerdings erst gelingen, wenn das gute Karma das schlechte überwiegt und ihn zu einem lebenden Meister bringt. Das ist der höchste Lohn guten Karmas — die Begegnung mit dem Meister des WORTES, der ihn von dieser Stätte des Ringens und der Leiden weg über die Herrschaft des Karmagesetzes hinausführen wird. Das ist die Absicht des Himmlischen Vaters, das ist die Rückkehr des verlorenen Sohnes. Es ist „das ferne, göttliche Ereignis, auf das sich die ganze Schöpfung zu bewegt".
Die Gnade des Allerhöchsten ist grenzenlos und unendlich. Er ist langmütig und geduldig. Es spielt keine Rolle, wie lange es dauert, bis der verlorene Sohn zur Vernunft kommt und zurückkehrt; das Licht in dem Palast des Vaters brennt immer und wartet auf ihn. Er *muß* ja zurückkommen, wenn er das volle Maß seines Karmas bezahlt hat. Wenn ein Mensch durch unwürdiges Verhalten hinabsinkt, kann er durch Leid und gute Taten auch wieder aufsteigen.
Wenn auch die Begriffe Karma und Wiedergeburt für Menschen im Westen bisweilen schwer verständlich sind, so werden doch viele nach einiger Überlegung finden, daß sie die einzige vernünftige Erklärung für viele der rätselhaften Probleme des Lebens sind. Weshalb siecht z. B. ein alter Mann jahrelang dahin, sich selbst und anderen zur Last, während ein hübsches Kind, voller Lebenserwartung und

-freude, plötzlich sterben muß? Nur die Lehre von Karma und Wiedergeburt bietet eine zufriedenstellende Erklärung. Seine Zuflucht in den unerforschlichen Ratschlüssen eines Gottes zu suchen, der willkürlich in die Angelegenheiten des Menschenlebens eingreift, hieße Verzweiflung und Unglauben herausfordern. Die Eltern eines solchen Kindes sollten begreifen lernen, daß dem Kind infolge seines eigenen vergangenen Karmas von Anfang an nur diese kurze Lebensspanne zugeteilt worden war. Sie sollten dankbar sein, daß ihnen das Kind für diese kurze Zeit „geliehen" worden war. Als seine Zeit um war, mußte es gehen. Sein kurzes Leben war nur eine Szene, ein kurzer Auftritt in dem langen Drama seines Werdeganges. Es war ebenso ein Abschnitt im Leben der Eltern. Soviel Karma im Leben sowohl der Eltern als auch des Kindes mußte bezahlt werden. Danach war für das Bleiben des Kindes kein Grund mehr vorhanden, genauso wenig wie ein Schauspieler auf der Bühne bleibt, wenn seine Rolle zu Ende ist.

Fragen wir weiter: Warum kommen so viele Menschen außerordentlich benachteiligt auf die Welt, während andere, offenbar weniger würdig, in den Schoß des Glückes geboren werden? Warum werden die einen mit höherer Intelligenz geboren, während andere hoffnungslos dumm sind? Warum werden einige mit verbrecherischen Neigungen geboren, während andere mit lebhaftem Sinn für Reinheit, Gerechtigkeit und Liebe auf die Welt kommen? Diese und viele andere Fragen drängen sich uns auf und finden keine Antwort, es sei denn im großen geistigen Entwicklungsplan von Karma und Wiedergeburt. Dies ist nicht das erste Leben all dieser Menschen; deshalb bringt jeder sein Schicksalskarma mit, wenn er in dieses Leben tritt. Es umfaßt die Neigungen, die Hoffnungen und Wünsche, durch die die Menschen entgegen ihrem eigenen Willen, aber unbeirrbar zu Handlungen angeregt werden, durch die sie wiederum die guten oder schlechten Folgen einiger ihrer vergangenen Taten erleben werden.

Jeder kommt mit einem bestimmten „Programm", das der Herr des Karmas in Übereinstimmung mit seiner Vergangenheit für ihn aufgestellt hat. Das ist sein Schicksalskarma, und dieses Programm muß er durchführen. Wenn die letzte Nummer des vorgeschriebenen Programms gespielt ist, fällt der Vorhang. Der Mensch beginnt dann nach einer längeren oder kürzeren Pause, die er in einer der höheren Regionen verbringt, ein neues Leben. Hier wird ihm wieder sein Schicksalskarma auf der Grundlage seiner eigenen Taten oder Karmaverdienste zugeteilt. Auf diese Weise bewegt sich jeder Mensch immer wieder von einem Leben zum nächsten. Nur die Begegnung mit einem lebenden Meister kann diesem Lauf ein Ende setzen. Wenn sich einem Menschen diese Gelegenheit bietet, deutet das auf sehr gutes Schicksalskarma hin und offenbart, daß das größte Ereignis seines langen Werdeganges gekommen ist. Seine baldige Erlösung oder Befreiung vom Rad der Geburten und Tode ist dann gewiß; seine Rettung steht unmittelbar bevor.

Der Meister wird ihm nämlich den Lebensstrom, das göttliche WORT, geben, durch das allein man dem Kreislauf des Kommens und Gehens, Begehrens und Leidens entrinnen kann. Jede Seele, die der Meister mit dem Klangstrom verbindet, wird ihren Weg zur Befreiung finden.

Den letzten und endgültigen Beweis für das Gesetz von Karma und Wiedergeburt erhält man, wenn man die höheren Welten betritt und dort das Wirken dieses Gesetzes selbst sieht. Dann ist es keine Frage mehr, die durch akademische Abhandlungen, Logik oder Glaubenslehre entschieden werden muß. Die gesamte Wissenschaft der Meister beruht auf persönlicher Erfahrung, auf Sehen und Hören mit den

geistigen Augen und Ohren. Diese inneren Sinne kann und muß der Schüler unter der Leitung seines Meisters entwikkeln.
Wer die höheren Regionen betritt, kann das Wirken von Karma und Wiedergeburt beobachten. In unmittelbarer Schau kann er dessen Anwendung in seinem eigenen Leben und dem Leben anderer wahrnehmen, genauso wie er in seine vergangenen Existenzen zurückblicken kann. Dann *weiß* er, daß er früher gelebt hat und wann und wo sich diese Leben abgespielt haben. Er kennt auch seine karmischen Verdienste und Schulden und kann genau sehen, wie sich das Gesetz von Karma und Wiedergeburt in der langen Reihenfolge seiner Leben ausgewirkt hat, wie er unzählige Male kam und ging und wie er immer wieder seine unausgeglichenen Rechnungen mitbrachte. Er kann sich an seine Leiden und Freuden erinnern, die ihm seine guten und schlechten Taten eingebracht haben. Dann ist dieses Gesetz für ihn keine bloße Theorie mehr, sondern eine klar bewiesene Tatsache.

Karma und Vegetarismus

Eine der Voraussetzungen dafür, daß ein Meister des *Surat Shabd Yoga* jemanden zur Einweihung annimmt, ist die vegetarische Lebensweise. Das heißt, daß man auf den Genuß von Fleisch, Fisch, Eiern und Alkohol sowie von Speisen, die diese Dinge enthalten, verzichten muß. Die Gründe für diese Bedingungen bedürfen der Erläuterung, denn die Notwendigkeit eines solchen Verzichtes ist nicht immer einleuchtend.
Bekanntlich ißt der weitaus größte Teil der indischen Bevölkerung kein Fleisch; die meisten lehnen den Fleischgenuß deshalb ab, weil es Töten mit sich bringt. Hinter dieser Ablehnung steht der Glaube an das Karmagesetz, zu dem sich

die Inder schon seit ungezählten Generationen bekennen. Aus demselben Grund essen die Meister und ihre Schüler weder Fleisch, Fisch, Eier und sonstige tierische Nahrung. Es bringt das Töten von Tieren mit sich und das verursacht Karmaschulden. Wir wollen nun sehen, wie sich dies in Theorie und Praxis auswirkt.

In der Pflanze ist nur eines der fünf aktiven Elemente der Materie vorhanden: das Wasser. In den Insekten sind es zwei aktive Elemente, nämlich Feuer und Luft. In den Vögeln finden wir drei: Wasser, Feuer und Luft. In den höheren Tieren sind vier aktive Elemente vorhanden: Erde, Wasser, Feuer und Luft, im Menschen außerdem das fünfte Element, nämlich Äther.

Das Gesetz, dem wir unterstehen, lautet folgendermaßen: je mehr Elemente sich in einem Lebewesen befinden, desto höher steht es auf der Leiter der Entwicklung. Um so größer ist daher auch die Verantwortung, Schuld und Karmalast, die man sich auflädt, wenn man ein Lebewesen tötet.

Da der Mensch aber Nahrung braucht um leben zu können, wählten die Meister die am wenigsten schädlichen Dinge aus, d. h. solche Lebewesen, bei denen man am wenigsten Karma auf sich lädt, wenn man sie tötet, um sie zu verzehren. Das sind Obst, Gemüse, Getreide und Nüsse sowie Milch und Käse. Zweifellos muß man auch dann etwas Karma übernehmen, wenn man sich von Pflanzen ernährt, denn auch in ihnen ist Leben. Aber es handelt sich um die niedrigste Form des Lebens, dessen Tötung daher am wenigsten Karma verursacht.

Der zweite Grund ist der, daß tierische Nahrung die geistige Läuterung des Menschen stört und ihn auf die Tierebene hinabzieht. Dasselbe gilt von den Eiern. Das Hauptziel der Schüler der Meister ist es aber, sich in diesem Leben über die Tierebene zu erheben und die geistigen Kräfte zu entfalten.

Den Schülern der Meister ist auch der Genuß berauschender Getränke strikt verboten. Das ist nicht so sehr eine Frage des Karmas. Es gilt vielmehr, den Kopf klar und den Körper gesund zu halten. Das ist ein Teil der Verantwortung des Menschen, Körper und Geist in guter Verfassung zu erhalten, um ihn als Werkzeug für seine wichtigste Aufgabe verwenden zu können, denn der wunderbar geschaffene Körper ist sein wertvollstes Instrument, mit dem er die Befreiung aus der Knechtschaft der materiellen Welt herbeiführen kann.

Das Christentum und die Lehre der Meister

Die Lehre Jesu und Sant Mat

In seiner Lehre betont Jesus u. a. zwei wichtige Dinge, die auch von allen großen Meistern besonders hervorgehoben werden:

1. Die Immanenz des Reiches Gottes im Menschen und
2. die überragende Bedeutung der Liebe.

Die Juden zur Zeit Jesu erwarteten ein irdisches Königreich und beteten um einen Messias, der sie aus der Knechtschaft Roms befreien und ihnen die Weltherrschaft bringen sollte. Aber Jesus sprach zu ihnen über das Königreich in ihrem Innern. Er lehrte sie, daß ihnen dieses Königreich näher sei als ihre eigenen Hände und Füße. In vielen wunderbaren Gleichnissen sprach der Lehrer von Nazareth über dieses Reich. Der Evangelist Matthäus hat sie in seinem Buch gesammelt (Kapitel 13, 24, 31, 33, 44, 45, 47; Kap. 20,1; 22,2; 25,1). Den entscheidenden Ausspruch Jesu über das Reich Gottes im Innern des Menschen hat der Evangelist Lukas überliefert. Er berichtet: „Als er (Jesus) aber von den Pharisäern gefragt wurde, wann das Reich Gottes käme, antwortete er ihnen: Die Ankunft des Gottesreiches läßt sich nicht berechnen. Auch kann man nicht sagen: siehe hier ist es oder dort. Denn *das Reich Gottes ist in euch*" (Luk. 17,21).

Die gesamte Lehre Jesu könnte man als einen Weg bezeichnen, in dieses im Innern des Menschen gegenwärtige Gottesreich zu gelangen.

Über die Voraussetzungen für diesen Weg spricht Jesus an vielen Stellen, so zum Beispiel in der Bergpredigt, wo er sagt:

„Selig sind die Armen im Geiste (die Losgelösten), denn ihnen gehört das Himmelreich" (Matth. 5,3), oder „Selig sind die, die ein reines Herz haben, denn sie werden Gott schauen" (Matth. 5,8).
Das bedeutet, daß der wahrhaft Losgelöste, der Mensch mit einem reinen Herzen, das Reich Gottes während seines irdischen Lebens betreten und dort Gott in seinem Lichtgewand sehen kann.
Alle großen Meister sprechen von dieser Voraussetzung eines reinen Geistes und eines reinen Herzens, um den Höchsten Herrn im Licht seines Reiches schauen zu können.
An einer anderen Stelle spricht Jesus davon, daß der in das Reich Gottes eingehen wird, der den Willen des Vaters erfüllt: „Nicht jeder, der zu mir sagt: Herr, Herr, wird in das Himmelreich eingehen, sondern wer den Willen meines Vaters tut, der im Himmel ist" (Matth. 7,21).
Die wichtigste Voraussetzung zum Eintritt in das Gottesreich ist jedoch der Lehre Jesu und der großen Meister entsprechend die *Wiedergeburt im Heiligen Geist*, im WORT Gottes, im *Shabd.* So sagt Jesus zu Nikodemus: „Wahrlich, wahrlich, ich sage dir: wer nicht wiedergeboren wird, kann das Reich Gottes nicht schauen." Auf die Frage des Nikodemus, wie es möglich sei, daß ein Mensch ein zweites Mal geboren werde, wird Jesus deutlicher: „Wer nicht aus Wasser und Geist geboren wird, kann nicht in das Reich Gottes eingehen" (Joh. 3,3 und 5).
Der zweite Schwerpunkt in der Lehre Jesu ist die Liebe zu Gott und den Menschen. Zahllose Worte Jesu über die Liebe sind uns in der Bibel überliefert. Als er von einem Gesetzeslehrer gefragt wurde, welches das größte Gebot sei, antwortete er ihm: „Du sollst den Herrn, deinen Gott lieben, mit deinem ganzen Herzen und deiner ganzen Seele und mit deinem ganzen Gemüt. Das ist das größte Gebot. Das zweite

ist ihm gleich: Du sollst deinen Nächsten lieben wie dich selbst" (Matth. 22,36).

In diesem einen Satz könnten wir die ganze Lehre Jesu zusammenfassen. Nichts, in jeder Philosophie und jeder Religion, ist wichtiger als die Liebe. Das betonen alle wahren Meister.

In ergreifenden Worten sprach Jesus vor seinem Tod zu den um ihn versammelten Jüngern von diesem großen und einzigen Gebot der Liebe. Er sagte: „Dieses Gebot gebe ich euch: daß ihr einander liebt" (Joh. 15,12). Zuvor schon hatte er sie ermahnt: „Ich gebe euch ein neues Gebot: daß ihr einander liebt. So wie ich euch geliebt habe, so sollt ihr einander lieben" (Joh. 13,34).

Jesus gab seinen Jüngern auch den Prüfstein eines wahren Schülers: „Daran sollen alle erkennen, daß ihr meine Jünger seid, daß ihr einander liebt" (Joh. 13,35). Das ist der Standard, den alle großen Meister so ausdrücklich aufzeigen.

Dann spricht Jesus davon, daß die Liebe sich in der Erfüllung der göttlichen Gebote erweisen muß: „Wer meine Gebote hat und sie hält, der ist es, der mich liebt. Wer aber mich liebt, der wird von meinem Vater geliebt werden, und ich werde ihn lieben und mich ihm offenbaren" (Joh. 14,21).

Diese Lehre Jesu stimmt überein mit dem, was alle wahren Meister lehren: wenn ein Schüler seinen Meister liebt und tut, was er ihm aufgetragen hat, wird er mit Sicherheit das Reich des Lichtes betreten und dort dem Meister in seiner Lichtgestalt begegnen. Das nämlich meint Jesus, wenn er sagt: „Ich werde mich ihm offenbaren."

Der Schüler wird seinen Meister im Innern sehen. Das ist der Lohn für die gewissenhafte Ausführung der Meditation. Jeder, der diese Erfahrung gemacht hat, könnte bestätigen, daß es keine größere Freude auf Erden gibt, als dem Meister in seiner Lichtgestalt zum erstenmal zu begegnen. Es ist der Höhepunkt eines langen Ringens, das Siegeszeichen im Kampf gegen Geist und Materie.

Es gibt viele Schüler des lebenden Meisters, die während ihrer Meditation die inneren Regionen betreten, dort den Meister in seiner astralen Gestalt sehen und mit ihm sprechen können. Das ist die Offenbarung, auf die Jesus hinweist. Der Meister offenbart sich denen, die ihn lieben und in seinem Lichte wandeln.

Es besteht kein Zweifel, daß Jesus mit dem Hörbaren Lebensstrom, dem Klangstrom, verbunden war. Viele geheimnisvolle Worte, die wir heute in der Bibel finden und die oft nicht mehr verstanden werden, deuten darauf hin. Er ist selbst den Weg des WORTES gegangen und lehrte ihn seinen Jüngern. Doch nur wenige seiner Zeitgenossen verstanden seine Lehre, die er oft genug in Bilder und Gleichnisse hüllte. So sprach Jesus zum Beispiel zu seinen Jüngern: „Nun seid ihr rein durch das WORT, das ich zu euch gesprochen habe" (Joh. 15,3). Das WORT, von dem Jesus spricht, ist die Kraft, die läuternd und reinigend im Menschen wirkt, der Klangstrom, von dem die Großen Meister lehren, daß er von der Seele des Menschen die ganze Last des Karmas wegwäscht, so daß sie rein und frei in ihr Ursprungsland zurückkehren kann.

An anderer Stelle sagt Jesus: „Wer mein WORT hört und an den glaubt, der mich gesandt hat, der wird ewig leben" (Joh. 5,24). Jesus spricht hier ohne Zweifel von dem WORT, von dem der Prolog des Johannesevangeliums sagt, daß alles aus ihm geschaffen wurde und daß alles Geschaffene von ihm im Dasein erhalten wird.

Jesus spricht vom Klangstrom auch als dem WASSER DES LEBENS, das im Innern seiner Schüler aufsprudelt und sie zum ewigen Leben führt: „Wer von diesem Wasser trinkt, das

ich ihm geben werde, wird in Ewigkeit nicht mehr dürsten, sondern das Wasser, das ich ihm geben werde, wird in ihm zu einer Quelle von Wasser werden, das ins ewige Leben sprudelt" (Joh. 4,14).
Im Evangelium des Johannes ist noch ein anderes Wort Jesu an seine Jünger überliefert, das auf den Klangstrom hinweist: „Die WORTE, die ich zu euch gesprochen habe, sind Geist und Leben" (Joh. 6,63).
So könnte man die ganze Bibel durchforschen, und immer wieder würde man auf geheimnisvolle Aussprüche Jesu stoßen, die man erst im Licht der Sant Mat-Lehre ganz verstehen kann. Jesus verspricht zum Beispiel seinen Jüngern das ewige Leben: „Ich bin die Auferstehung und das Leben. Wer an mich glaubt, der wird leben, auch wenn er gestorben ist. Wer aber lebt und an mich glaubt, wird nicht sterben" (Joh. 11,25).
Dies trifft für alle eingeweihten Schüler eines wahren Meisters zu. Für sie gibt es keinen Tod mehr, wie es in der Geheimen Offenbarung heißt: „Selig und heilig ist, wer Anteil hat an der ersten Auferstehung (Wiedergeburt); über diesen hat der zweite Tod keine Gewalt" (Offb. 20,6).
An anderer Stelle spricht Jesus von sich und seiner Sendung: „Ich bin das Licht der Welt. Wer mir nachfolgt, der wird nicht in der Finsternis wandeln, sondern das Licht des Lebens haben" (Joh. 8,12).
Jeder Meister ist das Licht der Welt. Er bringt das Licht des Allerhöchsten auf die Erde. Wer seine Aufmerksamkeit auf den Meister richtet und in seinem Lichte wandelt, für den kann es keine Dunkelheit mehr geben. Wenn der Schüler die Pforte des Lebens in sich öffnet, geht er ungehindert in das Licht, die Wahrheit und Wirklichkeit des himmlischen Reiches ein. Er kann das aber nur durch das Licht des lebenden Meisters vollbringen.

Einmal sagte Jesus zu seinen Jüngern: „Ich sage euch die Wahrheit: Unter denen, die hier stehen, sind einige, die den Tod nicht kosten werden, bis sie das Reich Gottes sehen" (Luk. 9,27).

Hier deutet Jesus darauf hin, daß einige seiner Jünger die höheren Regionen noch zu Lebzeiten betreten werden.

Die angeführten Beispiele der Lehre Jesu dürften genügen, um deutlich zu machen, daß sie im wesentlichen mit der Lehre der großen Meister übereinstimmt.

Der Pfad der Meister ist der einzige, der zu dem höchsten geistigen Licht führt. Es soll aber zum Schluß darauf hingewiesen werden, daß niemand seine Liebe zu Jesus aufgeben muß, wenn er auf dem Pfad der Meister wandert, vielmehr wird er dadurch ein besserer Christ, weil er auf diesem Pfad Jesus und seine Lehre besser zu verstehen lernt.

Christliche mystische Erfahrung

Der Gedanke an höhere Welten birgt für die Menschen in den asiatischen Ländern nichts Neues oder Aufsehenerregendes. Seit Tausenden von Jahren sind sie mit diesen Vorstellungen vertraut. Auch zweifelt dort niemand daran, daß ein Mensch jene höheren Welten während seines irdischen Lebens betreten kann. Er muß nur die Fähigkeit dazu unter einem Meister erlangt haben.

Im Westen lehnen viele eine solche Vorstellung als Träumerei, Phantasterei oder Hirngespinst ab. Es ist aber eine wohlbezeugte Tatsache, daß alle Religionen ihre eigenen Meditationsmethoden hatten, die nach innen und zu inneren Erfahrungen führten. Die Anhänger jeder Religion haben von der Quelle des inneren Lebens geschöpft. Das trifft auch für die Anhänger der christlichen Religion zu, wie aus den

Lebensbeschreibungen von Heiligen hervorgeht. Die dort geschilderten Erfahrungen sind von um so größerem Wert, als sie mit den inneren Erlebnissen der Meister und ihrer Schüler übereinstimmen. Wir bringen in der Folge eine Reihe solcher Berichte von mystischen Erfahrungen, die wir dem Buch „Mystic Experience of Medial Saints" von R. P. Augustin Ponlain S.J. entnommen haben.

1) Die Vision des heiligen Franz Xaver:

Er berichtet: „Nach diesem Gebet fühlte ich mich einst von einem lebendigen Licht überflutet; es war mir, als ob ein Schleier vor meinen geistigen Augen hochgehoben würde und mir alle Wahrheiten der menschlichen Wissenschaften, sogar jene, die ich nicht studiert hatte, durch eingegossenes Wissen offenbart würden. Dieser Zustand unmittelbarer Erkenntnis dauerte etwa vierundzwanzig Stunden. Danach fand ich mich so unwissend wie zuvor, als ob der Schleier wieder gefallen wäre. Zur selben Zeit sprach eine innere Stimme zu mir: ‚Das ist menschliches Wissen; wozu nützt es? Ich und meine Liebe sind es, die erforscht werden müssen'."

Wie sehr stimmt das mit den Erfahrungen fortgeschrittener Schüler überein — so weit wie diese Erlebnisse der christlichen Heiligen reichen. Die Meister und ihre Schüler dringen aber weit über die Erfahrungen der christlichen Mystiker in viel höhere Welten vor, zu den unermeßlichen Reichtümern der höchsten Regionen.

2) Die Vision des heiligen Ignatius:

In seiner Biographie heißt es: „Als er sich zur Andacht in die St. Paulskirche begab und sich etwa eine Meile außerhalb der Stadt Manrea am Ufer des Gardenera niederließ, erfüllte ihn plötzlich eine neue, seltsame Erleuchtung. In einem Augenblick, ohne daß er ein Bild oder eine Erscheinung wahrnahm, wurden ihm gewisse Geheimnisse des Glaubens zugleich mit naturwissenschaftlichen Wahrheiten offenbart; das geschah in so großer Fülle und auf so klare Weise, daß er selbst sagte, daß, wenn man die ganze Erleuchtung, die sein Geist von Gott bis über sein sechzigstes Lebensjahr hinaus empfangen hatte, zu einer einzigen zusammenfassen könnte, dieses gesamte Wissen nicht dem gleichkommen würde, was seiner Seele in diesem Augenblick vermittelt wurde."

Auch dieses Erlebnis stimmt mit dem eines jeden Schülers der Meister überein, der die Schwelle zur Astralebene betritt. Man denke auch an die Erleuchtung des Gautama Buddha. Die großen Meister und ihre Schüler haben dieselben Erfahrungen gemacht. Wenn die christlichen Heiligen des Mittelalters die Methode der Meister gekannt hätten, würden sie des öfteren solche Erlebnisse gehabt haben, statt auf ein sporadisches Aufleuchten des inneren Lichtes beschränkt gewesen zu sein. Unter der Anleitung eines wahren Meisters kann der Schüler die Fähigkeit, nach innen zu gehen, so entwickeln, daß er solche Erlebnisse so oft wiederholen kann, wie er es wünscht.

3) Die Vision des Hermann Joseph:

Von ihm wird berichtet: „Und als er da stand und betete, wurde er plötzlich auf so wunderbare Weise über sich selbst erhoben, daß er es später nicht erklären konnte. Der Herr enthüllte ihm die ganze Schönheit und Pracht des Himmelszeltes und alles Erschaffenen, so daß seine Sehnsucht vollkommen gestillt wurde. Als er aber später wieder zu sich selbst kam, konnte der Prior nichts anderes aus ihm herausbekommen, als daß er durch seine vollkommene Kenntnis von der Schöpfung von solch unsäglichem Entzücken ergriffen worden sei, daß es über menschliches Begreifen hinausgehe."

Auch dies stimmt mit den Erfahrungen der Meister und ihrer Schüler ganz überein. Sie sitzen in Meditation, haben die

Denkkraft „punktscharf" im inneren Zentrum gesammelt und auf den Allerhöchsten und die höheren Welten gerichtet; dann kommt das Licht und mit ihm wird ihr inneres Sehnen nach Erleuchtung und Verstehen vollkommen befriedigt. Große Freude erfüllt ihr ganzes Wesen. Die mittelalterlichen Heiligen stolperten sozusagen kraft ihrer außergewöhnlichen Liebe und Hingabe in diese Erlebnisse hinein. Wieviel mehr hätten sie erreichen können, wenn sie mit der geeigneten Methode vertraut gewesen wären!

4) Vision des hl. Benedikt:

„Er sah ein Licht, das die Finsternis der Nacht bannte. Auf dieses Schauspiel folgte etwas Wunderbares und Seltsames. Die ganze Welt bot sich seinen Augen sozusagen unter einem Sonnenstrahl zusammengefaßt dar. Denn durch jenes übernatürliche Licht weitet sich die Aufnahmefähigkeit der Seele in unserm Innern. Obgleich die Welt sich seinen Augen ganz darbot, war der Maßstab von Himmel und Erde doch nicht etwa verkleinert, sondern der ihnen eigene geblieben. Die Seele des Schauenden aber hatte sich geweitet."

Das ist für die fortgeschrittenen Schüler der Meister keine ungewöhnliche Erfahrung. Das ganze Universum scheint unmittelbar vor dem Betrachter zu stehen; und ob es nun auf einen engeren Raum gebracht oder ob die Wahrnehmungskraft des Beschauers vergrößert ist, so ist die Wirkung doch dieselbe.

Man könnte noch viele ähnliche Erlebnisse von christlichen Heiligen anführen. All diese Erfahrungen stimmen, so weit sie gehen, mit denen der Meister und ihrer Schüler überein.

In unserem Zeitalter, da die Naturwissenschaft das allgemeine Denken im Westen beherrscht, neigt man dazu, alle inneren Erlebnisse dieser Art der Einbildung oder einem krankhaften Zustand des Gehirns und des Nervensystems zuzuschreiben. Wie aber wollen die abendländischen Psychologen die ungeheure und plötzliche Zunahme an Wissen bei den Gläubigen erklären, einem Wissen, das sie vorher nie besessen oder von dem sie nicht einmal gehört hatten? Und wie wollen sie die innige Freude erklären, die kein Mensch im gewöhnlichen Verlauf seines Lebens jemals verspürt? Wie sollen wir das Schauen von Dingen, Schönheiten und Herrlichkeiten erklären, die kein Sterblicher auf dieser Welt je sah — Dinge, die nicht einmal in irdischer Sprache beschrieben werden können?

Diese und ähnliche Fragen sollte man sich bei seinen Überlegungen stellen. Die Meister lehren, daß solche Erfahrungen ihren Ursprung in der Wirklichkeit haben, in jenen Welten, die auf einer Ebene liegen, die höher und feiner als unsere Erde ist und die sich ganz und gar dem Zugriff der Naturwissenschaft entzieht. Sie sind dennoch genauso wirklich, ja sehr viel wirklicher, als die Phänomene des täglichen Lebens. Wenn sich eine Seele auch nur in geringem Maß von dieser dumpfen Welt löst, steigt sie in Reiche von solcher Schönheit und Freude und solchem Lichte auf, wie sie es sich nie hätte vorstellen können. Mit dieser Schau stellt sich ein so allumfassendes Verständnis ein, daß die Seele sich in Staunen verliert.

Wer über den Pfad der Meister nachsinnt, sollte die Vorstellung von inneren und höheren Welten und inneren geistigen Erfahrungen in sein Bewußtsein eindringen lassen. Er sollte daran denken, daß unser Weltbild nur ein schwacher Widerschein der erhabenen Wirklichkeit ist, die dort in endloser Folge feinerer und schönerer Welten ausgebreitet liegt. Auch sollte er sich vergegenwärtigen, daß der Schüler diese höheren und feineren Welten betreten kann, während er noch in diesem seinem Körper lebt.

Der Weg des Surat Shabd Yoga

Die Forderungen von Sant Mat

Wer den Pfad der Meister betreten will, muß sich innerlich darauf vorbereiten; er muß bestimmte Voraussetzungen mitbringen, ohne die er nicht Schüler eines Meisters werden kann. Weder Geld noch Macht oder Position, weder besondere Talente noch Gelehrsamkeit sind für den Pfad eine Voraussetzung, noch nützen sie dem Menschen, um als Schüler angenommen zu werden.

Die erste Voraussetzung ist der *absolute Verzicht auf tierische Nahrung* jeder Art einschließlich Eier oder Nahrung, die solche enthalten sowie die *völlige Enthaltung von Alkohol und Drogen* und ein *sittenreines Leben.*

Sittliches Verhalten im weiteren Sinn bedeutet, daß der Anwärter seinen Mitmenschen gegenüber aufrichtig, ehrlich, wahrhaftig, gerecht und gütig sein muß. In seinem Tun und Lassen sowie in seinen Beziehungen zu anderen muß er uneigennützig sein. Solange er arbeitsfähig ist, muß er für seinen Lebensunterhalt selbst aufkommen und darf nicht vom Einkommen anderer leben. Sowohl in Gedanken als auch in Taten muß er rein sein. Auch die eheliche Beziehung darf nicht von Leidenschaft beherrscht sein.

Wenn er diese Voraussetzungen erfüllt hat, ist er für den nächsten Schritt auf dem Pfad, die Einweihung, bereit. Ob ein Sucher für die Einweihung bereit ist, beurteilt der Meister selbst.

Immerhin sollten wir uns vor Augen führen, daß von einem Anfänger keine Vollkommenheit erwartet wird. Man kann nicht erwarten, daß ein Aspirant keine Fehler mehr hat, ehe er die Bitte um Einweihung vorbringt. Er bittet vielmehr um die Einweihung, um mit der Hilfe des Meisters die Vollkommenheit zu erlangen.

Der nächste Schritt auf dem Pfad der Meister beinhaltet das, was man in Indien mit dem Begriff *vivek,* Unterscheidungsvermögen umreißt. Demzufolge muß man die Fähigkeit erwerben, zwischen der Wirklichkeit *(sat)* und dem Unwirklichen *(asat),* dem Ewigen und dem Vergänglichen, dem geistig Wertvollen und Wertlosen zu unterscheiden. *Vivek* im eigentlichen Sinn ist nicht eine intellektuelle Angelegenheit, sondern das aus der inneren Erfahrung geborene *Wissen* um *sat* und *asat,* das in der Meditation erworben wird.

Um schließlich zu diesem metaphysischen Wissen zu gelangen, muß sich der Sucher zuerst Klarheit über den Pfad der Meister verschaffen, denn würde der Pfad einer eindringlichen Untersuchung über seine Bedeutung und seinen Zweck nicht standhalten, sollte er nicht beschritten werden. Wir sollten seine Tiefe erforschen, seine philosophischen Grundsätze und sie mit den Prinzipien der Wissenschaft vergleichen. Erst dann sollten wir aufgrund der Tatsachen ein Urteil fällen.

Eine weitere Hilfe, *sat* und *asat* zu unterscheiden, bietet uns der alte indische Ausspruch: „Alles, was ist, ist eins. Die Weisen bezeichnen es mit verschiedenen Namen."

Dieser Ausspruch lehrt, daß alles im Allerhöchsten eins ist und daß vollkommene Einheit besteht in allem, was auf Erden lebt. Alles, was lebt, ist von demselben Leben erfüllt, im Innersten eins, von dem einen universellen Wesen durchdrungen und belebt. Alles lebt und bewegt sich durch dieses höchste Wesen und erhält sein Dasein von ihm.

Bis wir auf der Welt nichts anderes als nur noch den Allerhöchsten sehen, als das Leben und die Seele von allem, wird uns jede Art von sogenanntem Übel auch weiterhin auf unserem Weg bedrängen. Da wir nicht das richtige Unterscheidungsvermögen besitzen, werden wir viele Unterschiede machen. Wir werden weiterhin einen Trennstrich zwischen uns und allen anderen Wesen ziehen und bewußt oder unbewußt Eigensucht entwickeln. Nur in dem großen Universellen Einen, in dem Unendlichen Geist, können wir zu der Erkenntnis kommen, daß wir alle in universeller Verwandtschaft, dem Wesen nach und in dem, wonach wir streben, eins sind. Solange wir das unendlich Gute nicht überall sehen, selbst im sogenannten Bösen, wird es diese vollkommene Einheit und dieses vollkommene Verstehen für uns nicht geben.

Wichtiger als alles andere aber ist, daß der Kernpunkt dieser Lehre der universellen Einheit die Liebe ist; d. h., das ganze All wird durch ein Band zusammengehalten und dieses Band ist die Liebe. Wenn wir diese große Tatsache einzusehen und voll zu erkennen vermögen, sind wir für den Pfad bereit. Wenn wir zu der Erfahrung gelangen, daß der Unendliche, alle Wesen dieser Welt und wir selbst integrierte Teile Eines Wesens sind und daß dieses Wesen die Liebe selbst ist, dann sind wir bereit, vorwärts zu gehen, das Antlitz dem Licht zugewandt.

Ein anderer Vers aus den Upanishaden, den Lehrgeschichten der indischen Rishis, bringt denselben Grundgedanken zum Ausdruck. Mit drei Worten faßt er die gesamte Philosophie über unsere Verwandtschaft mit allem was lebt, zusammen und hilft uns bei der Suche nach der Wirklichkeit, die dem Leben in diesem Weltall zugrunde liegt.

Diese *mahavakya* (Leitwort) lautet: *„Tat twam asi"*, das bist du. Dieser Ausspruch hat eine zweifache Bedeutung: einmal lehrt er, daß jeder Mensch in seinem innersten Wesen eins ist mit dem andern. Zum andern bedeutet er, daß jede individuelle Seele mit dem Allerhöchsten eins ist. Es besteht also kein wesenhafter Unterschied zwischen dem höchsten Herrn und dem einzelnen Lebewesen.

Seine Einheit mit dem Allerhöchsten wird der Schüler eines wahren Meisters in der vierten Region erfahren wo er, überwältigt von Freude ausrufen wird: *Sohang* — das bin ich! Je weiter er dann auf dem Weg fortschreitet, um so vollkommener wird das Bewußtsein und Wissen, daß er mit dem Allerhöchsten eins ist, werden.

Eine weitere Voraussetzung für den Pfad ist *vairagya*, Loslösung von allem Geschöpflichen, von der äußeren Welt. Das bedeutet nicht, daß man der Welt den Rücken kehren, Familie und Gesellschaft aufgeben muß oder seine Pflichten im öffentlichen und privaten Leben vernachlässigen darf.

Die Meister verlangen von ihren Schülern nicht das Leben eines Asketen. Zur Loslösung, wie sie die Meister fordern, gehört keine Kasteiung. Sie bedeutet vielmehr, sich aus dem inneren Verhaftetsein an die Welt zu befreien, das heißt, sich nicht mehr mit seinem Besitz, mit Gatte, Gattin und Kindern zu identifizieren, diese nicht mehr zum Lebensinhalt zu machen. Das bedeutet nicht, daß man seine Familie nicht lieben soll; man sollte sie lieben ohne verhaftet zu sein.

Der Mensch muß solange in der Welt bleiben, wie er noch Pflichten zu erfüllen hat. Aber er darf nicht so sehr in seinen Pflichten, in seiner Familie und den weltlichen Dingen aufgehen, daß er seine wichtigste Aufgabe darüber vergißt. Er sollte nicht übersehen, daß er eines Tages das alles zurücklassen muß.

Nicht nur sein Vermögen und seine Lieben muß der Mensch verlassen, sondern auch seinen eigenen Körper. Nichts kann er am Ende seines Lebens mit sich nehmen. Materielle Dinge und Menschen gehören der Vergänglichkeit an und sollten nicht als Eigentum betrachtet werden, sondern als Leihgabe. Das ist Nicht-Gebundensein, wahre innere Freiheit.

Es ist ein Naturgesetz, daß alles, was wir wünschen oder lieben, sich sofort auf uns zu bewegt, es sei denn, eine größere Macht zieht es weg. Durch Aufmerksamkeit und Liebe werden wir mit den äußeren Dingen verbunden. Wenn wir uns an diese Dinge hängen, ketten sie uns an sich und an die Welt.

Wünsche binden uns an den Gegenstand unserer Wünsche. Aus diesem Grund ist die vollständige Loslösung sogar unserer Gedanken von jedem weltlichen, irdischen Objekt unerläßlich, wenn wir den Pfad der Meister beschreiten wollen. Diese Loslösung befreit uns von den Fesseln der Welt und unserer Sinneswünsche.

Entsprechend dem Gesetz von Ursache und Wirkung sollten wir nicht einmal eine Belohnung für unsere Dienste den Mitmenschen gegenüber erwarten. Solange ein Mensch auf Belohnung wartet, ist er daran gebunden, d. h. er sammelt Karma an, das er eines Tages ernten muß.

Der Mensch, der nach Erlösung strebt, muß sich um jenen Geisteszustand bemühen, der wie die Sonne gleichermaßen auf alle herabscheint und keinen Lohn dafür verlangt. Wenn der Schüler diesen erhabenen Grad erlangt hat, wird er auch weiterhin seine Mitmenschen mit Liebe und Zuneigung betrachten, aber völlig frei sein von Eitelkeit oder Selbstgerechtigkeit, so wie alle Meister lehren:

„Der Mensch soll sich auf seine Erleuchtung nichts einbilden, noch vom Gipfel seiner Selbstgerechtigkeit auf andere herabsehen, die unter Schmerzen kämpfen und von Unwissenheit umfangen sind. Das wahre Selbst des Menschen schließt alles Leben ein, und die Fehler aller anderen sind seine eigene Schuld. Tadle die Menschen nicht, wenn sie irren, sondern läutere dein eigenes Herz. Ärgere dich nicht, wenn die Welt den Weg vergißt und nicht mehr im Gesetz verharrt, sondern suche die Schuld bei dir selbst. Die Wurzel allen Übels liegt in dir."

Der letzte Schritt zur Erlangung der vollkommenen Loslösung ist das *Freiwerden von der Begierde selbst.* Wahrhafte Loslösung ist erst dann erreicht, wenn man von Wünschen und Begierden frei geworden ist. Das ist ein außerordentlich schwieriges Unterfangen. Die Begierde ist das größte Übel, das einen Schüler auf dem spirituellen Weg bedrängen kann. Aus diesem Grunde muß sie um jeden Preis aus seinem Geist ausgerottet werden.

Prinz Siddharta zog aus, um einen Ausweg aus dem Leiden zu finden. Dabei fand er, daß die Begierde die Ursache allen Leidens in der Welt ist. Die Begierde zu überwinden, würde die Heilung von allen Übeln bedeuten. Wie diese ungeheure Aufgabe jedoch zu lösen ist, das ist die große Frage, die alle Weisen dieser Welt beschäftigt.

Die Begierde wird mit einem wilden Tier verglichen, das umherschweift auf der Suche nach Beute, die sie verschlingen kann. Sie ist unser ärgster Feind und das Hauptwerkzeug des universalen Geistes, um uns an die Schöpfung zu fesseln. Die Begierde zieht den Menschen zu den Sinnesobjekten, die Sinne überwältigen den Geist, und der Geist versklavt die Seele. Indem der Geist den Begierden nachgibt, schafft er unaufhörlich neues Karma und verstrickt sich im Netz von Geburt und Tod.

Nur ein wahrer Meister kennt das Heilmittel, das den Schüler von seinem größten Feind befreit. Er bietet dem Geist etwas ungleich Attraktiveres an, das seine Aufmerksamkeit von den vergänglichen Dingen ablenkt und auf das Unvergängliche hinwendet, das, statt uns hier zu fesseln, uns von den Banden befreit. Dieses einzigartige Heilmittel ist der hörbare Lebensstrom, *Shabd,* der Klangstrom.

In diesem Kapitel soll nun die Methode dargestellt werden, durch welche die Meister es ihren Schülern ermöglichen, das Ziel zu erreichen: den *Surat Shabd Yoga.*
Dieser Yoga ist das große Werk der Meister. Um ihn zu üben, haben die Menschen ihren Leib bekommen. Surat Shabd Yoga ist ihr erhabenes Privileg und ihre höchste Pflicht. Wer diesen Yoga nicht übt, vermag den Schmerzen und Leiden des irdischen Lebens nicht zu entkommen und kann nicht in seinen Ursprung, *Sach Khand,* zurückkehren.
Der erste Schritt auf dem Weg des Surat Shabd Yoga ist die Einweihung durch einen vollkommenen Meister, einen wahren *Satguru.* Bei der Einweihung übermittelt der Meister dem Schüler alle Einzelheiten über die Meditationsmethode und beschreibt den ganzen Weg, den der Schüler von Region zu Region zurücklegen wird, bis er sein Ziel erreicht hat.
Insbesondere aber verbindet der Meister den Schüler bei der Einweihung mit dem Klangstrom, dem Shabd. Er übernimmt ferner die Verwaltung des Karmas seines Schülers von der Negativen Macht und nimmt in seiner Lichtgestalt Platz im Dritten Auge des Schülers.
Der Meister weist den Schüler an, täglich 2½ Stunden zu meditieren, indem er seine Aufmerksamkeit im *Tisra Til,* dem Dritten Auge, fixiert. Das ist der Punkt zwischen den Augen in Höhe der Augenbrauen. Die Aufmerksamkeit muß ohne Unterbrechung an diesem Punkt festgehalten werden. Kein Gedanke an die äußere Welt, an irgendwelche Erlebnisse oder Personen darf zugelassen werden. Der Geist muß vollkommen bewegungslos gemacht werden. Man sollte an nichts denken, außer an den Meister.
Im Wachzustand sind Geist und Seele über den ganzen Körper zerstreut. Sie müssen gesammelt und im Dritten Auge

konzentriert werden. Diese Konzentration vollkommen zu machen, ist die erste große Aufgabe des Schülers.

Als Hilfe zur Konzentration gibt der Meister bei der Einweihung bestimmte Worte, die man „Schlüsselworte" nennen könnte. Diese Worte müssen während der Meditation ohne Unterlaß wiederholt werden. Dies wird *Simran*, Wiederholung genannt. *Simran* ist eine Hilfe für den Geist, vollkommen unbeweglich im Dritten Auge zu verharren, das Mittel, die Aufmerksamkeit auf *eine* Sache zu konzentrieren. Nur auf diese Weise kann ein Erfolg errungen werden. Wenn der Geist abschweift, muß die Wiederholung der Schlüsselworte ihn immer von neuem ins Augenzentrum zurückholen.

Kein Mensch kann Zutritt zu den höheren Welten erlangen, wenn sein Geist sich mit den Dingen der äußeren Welt beschäftigt. Aus diesem Grunde sprechen die Meister davon, in der Meditation die neun Tore zur Welt zu schließen. Diese neun Tore sind die beiden Augen, die Ohren, die Nasenlöcher, der Mund und die unteren Körperöffnungen.

Wenn die äußere Welt vollständig ausgeschlossen und unsere Aufmerksamkeit im Dritten Auge fixiert ist, dann beginnt die wirkliche Konzentration. Alle Kräfte des Geistes und der Seele sammeln sich an diesem Punkt, und der Körper wird gefühllos. Wir verlieren das Bewußtsein von der Existenz unseres Körpers, und unser ganzes Wesen kehrt sich nach innen.

Wenn die ganze Aufmerksamkeit im Innern konzentriert ist, ohne irgendeinen Gedanken an die Welt draußen, dann stellt sich beim Schüler der Erfolg ein. Zuerst wird er Funken von Licht sehen und bestimmte Töne hören. Während er diese Erfahrungen macht, sollte er seinem Geist nicht gestatten, das Zentrum der Konzentration zu verlassen, d. h. er darf weder dem Licht noch den Tönen nachlaufen, andernfalls werden sie wieder verschwinden.

Nach und nach sammelt sich der ganze Lebensstrom im Dritten Auge, und die Kraft von Geist und Seele wird immer stärker.
Wenn die höchste Konzentration erzielt ist, die ein Mensch erreichen kann, hat die Seele genügend Kraft erlangt, die *zehnte Tür* zu durchdringen. Diese Tür ist eine Öffnung im feinstofflichen Körper in der Nähe der Stirnmitte. Zuerst kann man nur durch diese Tür sehen, aber nach und nach vermag die Seele hindurchzugehen und den Körper zu verlassen.
In diesem Augenblick gelangt der Schüler mit seinem Bewußtsein in eine neue Welt, in eine neue Dimension in ihm. Er wird sich einer ganz neuen Macht bewußt, die er nun erlangt hat, und tiefe Freude erfüllt ihn. Von diesem Zeitpunkt an ist das ganze materielle Universum für ihn wie ein offenes Buch, und alle dunklen Geheimnisse offenbaren sich ihm.
Nun ist der Weg frei für den Zutritt in die höheren Regionen. Zwischen dem physischen Universum und der Astralwelt sind viele Zwischenbereiche, wie z. B. die Sonnen- und Mondregion. An einer Stelle zwischen dieser und der reinen Astralwelt betritt der Schüler eines Meisters ein Gebiet, das *Ashta-dal-Kanwal* genannt wird. An dieser Stelle geschieht etwas, das den ganzen Lebenslauf des Schülers und seine Meditationsmethode verändert: er begegnet seinem Meister in dessen Lichtgestalt. Sein Meister erscheint ihm, so wie er ihn vom Sehen kennt, aber sein Leib ist viel schöner und voll strahlenden Lichtes. Der Meister in seiner Lichtgestalt empfängt den Schüler voller Liebe, und von diesem Augenblick an sind beide unzertrennlich. Zusammen mit dem Meister setzt der Schüler seinen Weg in die höheren Regionen fort. Der Meister ist zwar seit der Einweihung immer bei seinem Schüler, aber dieser hat ihn nicht sehen können. Von jetzt an

kann er ihn ständig sehen, in der inneren und in der äußeren Welt.

Es wurde bereits erwähnt, daß die Begegnung mit der Lichtgestalt des Meisters auch die Meditationsmethode des Schülers ändert. Bis jetzt hat er als Konzentrationshilfe *Simran,* die Wiederholung der Schlüsselworte, benutzt. Diese Übung hat jetzt ihren Zweck erfüllt. Der Schüler hat nun die Gegenwart seines Meisters, auf den sein Blick unaufhörlich gerichtet ist. Dieses Schauen auf den Meister wird *Dhyan* genannt und erfüllt den Schüler mit großer Liebe und Hingabe an seinen Meister.

Ein anderes großes Ereignis wartet an dieser Stelle auf den Schüler: er kommt in Kontakt mit dem Hörbaren Lebensstrom, dem *SHABD.* Von nun an wird er ihn vollkommen und mit vollem Bewußtsein vernehmen, und die wunderbare Melodie wird ihn verwandeln. Der Lebensstrom wird den Schüler nun mit wachsender Macht emporziehen, und er wird ihm hingerissen lauschen. Am liebsten möchte er ihn ohne Unterbrechung hören, um nicht einen einzigen Ton der unvergleichlichen Musik zu versäumen.

Wenn der Schüler bis hierher gelangt ist, hat er die Hälfte seines Weges zurückgelegt. Unter der Führung seines Meisters wird er die Hauptstadt der Astralwelt, *Sahasra-dal-Kanwal,* betreten. Von unermeßlicher Freude erfüllt möchte er für immer hier verweilen. Sein Meister jedoch wird ihn von Herrlichkeit zu Herrlichkeit führen, bis er sein endgültiges Ziel, *Sach Khand,* erreicht hat.

Dieser Aufstieg der Seele wird im letzten Kapitel dieses Buches, das einem anderen Buch von Dr. Johnson, „With a Great Master in India", entnommen ist, beschrieben.

Nach allem, was im vorhergehenden Kapitel über den Weg des Surat Shabd Yoga gesagt wurde, wird dem Leser klar geworden sein, daß diese Methode den Schüler durch die „Pforte des Todes" führt. Wenn er diese Schwelle überschritten hat, betritt er eine Region, die jenseits des Todes liegt. Gleichzeitig ist der Schüler in der Lage, nach Belieben auf die irdische Ebene zurückzukehren und sich an alles zu erinnern, was er in den höheren Welten gesehen und gehört hat. Damit ist für ihn das größte Problem gelöst, dem sich die Menschheit gegenübergestellt sieht: der Tod und das Jenseits.

Diese Art der Todeserfahrung ist den großen Weisen der westlichen Welt nicht ganz unbekannt geblieben. So sagt zum Beispiel Plutarch: „Beim Tod erfährt die Seele dieselben Eindrücke und macht denselben Prozeß durch, wie die in die Großen Mysterien Eingeweihten."

Eben das ist die Lehre der Meister und die Erfahrung aller Schüler, die gewisse Fortschritte auf dem Pfad gemacht haben. Aber anstelle der Mysterieneinweihung, bei der dem Novizen lediglich ein kurzer Blick in das Jenseits gestattet wurde, weihen die Meister ihre Schüler in den „Pfad" ein und vermitteln ihnen die Methode, durch die sie nach Belieben Zugang zu den höheren Welten erlangen.

Dieser Vorgang wird „täglich sterben" oder „Sterben während des Lebens" genannt. Der fortgeschrittene Schüler verläßt den Körper ähnlich einem Sterbenden, mit dem Unterschied allerdings, daß es bei dem Schüler freiwillig geschieht. Er hat den Vorgang unter Kontrolle und kann jederzeit in seinen Körper zurückkehren.

Auf diese Weise lernt der Schüler den Tod kennen und erfährt, was jenseits des Todes liegt. Er wird mit seinem zukünftigen Aufenthaltsort bekannt, zu dem er gehen wird,

wenn er den Körper endgültig verlassen muß. Für ihn ist eines der großen Rätsel menschlichen Lebens und menschlichen Schicksals gelöst.
Die Meister haben das Siegel des Todes zerbrochen. Für sie und ihre Schüler gibt es den Tod nicht mehr. Sterben bedeutet für sie nur das Hinübergehen von einer Szene in eine andere, das Erwachen in einer neuen Welt.
Die Meister und viele ihrer Schüler haben die Schwelle des Todes oft überquert. Sie treten durch die Pforte des Todes ein und erforschen die Welten, die jenseits dieser Pforte liegen. Wenn für sie die Zeit gekommen ist, die Welt für immer zu verlassen, dann gehen sie, wie sie es schon so oft getan haben, mit dem Unterschied, daß sie alle Verbindungen zum Körper abschneiden und dieser zurückbleibt. Dann steigt ihre befreite Seele auf den Schwingen der Liebe und der Macht mit Jubel in die jenseitige Welt.

Leben nach dem Tod

Was folgt nun nach dem Tode? Wohin gehen wir und was geschieht mit uns? Um diese Fragen beantworten zu können, muß man die Menschheit in vier Gruppen einteilen, denn jede dieser Gruppen erfährt das Leben nach dem Tod anders.
Die erste Gruppe umfaßt jene, die keinen wahren Meister oder Sat Guru haben. Sie müssen dem Tod ohne Schutz und Geleit, allein und hilflos, unter dem Gesetz des Karmas begegnen. Jetzt bekommen sie die Quittung oder den „Kontoauszug“ für ihr soeben abgeschlossenes Leben. Die Negative Macht richtet nach dem Gesetz der absoluten Gerechtigkeit, ohne jegliche Begünstigung, und zwar unmittelbar nach dem Tod.

Wer ein schlechtes und selbstsüchtiges Leben geführt und sich den Leidenschaften hingegeben hat, wird einer heilsamen erzieherischen Behandlung in einer „Besserungsanstalt" unterworfen, die sein inneres Wesen von seinen schlechten Neigungen läutern soll.

Wenn die Zeit seiner Erziehung und Disziplinierung vorüber ist, wird ihm wieder Gelegenheit gegeben, sich zu bewähren. In einer neuen Geburt kehrt dieser Mensch zum Erdenleben zurück und erhält die Möglichkeit, für besseres Karma zu sorgen. Die tiefen Eindrücke seiner bitteren Erfahrungen bleiben allerdings bestehen; er wird sie in sein neues Leben mitbringen, obwohl er sich an Einzelheiten nicht erinnern wird. Doch wird er jetzt die schlimmen Wege meiden, die ihm vorher das Leiden eingetragen haben. Das darauffolgende Leben wird er dann mit besseren Voraussetzungen beginnen.

Wer ein gutes Leben geführt hat, wird nach dem Tod in eine bessere Umgebung gelangen, in ein Paradies, wo er den Lohn für seine guten Taten genießen kann, bis er ins Erdenleben zurückkehren muß. In jedem Fall erhält der Mensch Lohn und Strafe zugeteilt, genauso, wie er es verdient hat.

Wer ein ganz besonders edles Leben geführt hat, erwirbt sich das Anrecht auf einen langen Aufenthalt in einer himmlischen Region, um von dort wieder auf die Erde oder einen anderen Himmelskörper zurückzukehren.

Jeder Mensch der ersten Gruppe bleibt Zeitalter um Zeitalter im Kreislauf von Geburt und Tod, bis ihn sein gutes Karma schließlich zu einem lebenden Meister bringt.

Die zweite Gruppe bilden jene Menschen, die von einem lebenden Meister eingeweiht wurden, sich aber nur wenig den spirituellen Übungen hingegeben haben. Aus diesem Grunde haben sie auf dem Pfad praktisch keine Fortschritte gemacht. Was geschieht mit ihnen nach dem Tod? In welcher

Hinsicht unterscheiden sie sich von den Menschen der ersten Gruppe?
Sie haben einen Meister! Der Meister kommt zu ihnen beim Tod und kündigt ihnen an, daß ihre Zeit auf Erden abgelaufen ist und daß sie die Welt verlassen müssen. Freudig begrüßen sie diese Stunde, fürchten nichts und bedauern es nicht, ihre Angehörigen und diese Welt verlassen zu müssen.
Sobald sie den Körper verlassen, geleitet sie der Meister zu jener Region, die ihren Verdiensten entspricht. Dort bringt er sie zu einer ihrem Entwicklungsstand angemessenen Erziehungsstätte, wo sie unter seiner Anleitung Fortschritte auf dem Pfad machen.
Jedenfalls erhält der Schüler eines wahren Meisters seinen Urteilsspruch nicht von der Negativen Macht, denn der Meister ist zur Zeit des Todes bei ihm und schützt ihn.
Die dritte Gruppe besteht aus den Schülern, die zwar gute Fortschritte auf dem Pfad gemacht haben, jedoch noch nicht Meister geworden sind. Sie kennen den Tag und die Stunde, da sie ihren Körper und die Welt verlassen müssen, schon lange vorher. Sie beherrschen den ganzen Vorgang des Sterbens; nicht die geringste Schwierigkeit oder Bedrängnis kommt während ihres Hinscheidens auf. Sie verlieren nicht ihr Bewußtsein und verlassen den Körper so leicht, wie man ein altes Gewand ablegt. In ihrer täglichen spirituellen Übung haben sie diesen Vorgang oft genug erlebt. Daher ist er ihnen durchaus vertraut. Schon oft waren sie in der Region, in die sie nun gehen. Für sie ist alles wie die Rückkehr in die Heimat.
Der einzige Unterschied zwischen ihren früheren Besuchen in dieser Region und ihrer endgültigen Aufgabe der materiellen Welt besteht darin, daß sie jetzt die „Silberschnur" lösen und sich für immer vom grobstofflichen Körper befreien. In

Begleitung ihres Meisters gehen sie nun zu jener Region, in der sie sich aufhalten werden, bis sie die Voraussetzung für den weiteren Aufstieg erfüllen.

Die Menschen dieser beiden Gruppen kehren nicht wieder zum Erdenleben zurück, es sei denn, daß der Meister es anordnet. Gewöhnlich werden sie Stufe um Stufe nach oben geführt, bis sie die höchste erreicht haben. Äußerst glücklich schätzen kann sich der Schüler, dem es gelungen ist, *Sach Khand* zu erreichen, ehe er den Körper im Augenblick des Todes verlassen muß.

Dieser Weg steht allen offen, und alle können ihn gehen, wenn sie die Weisungen ihres Meisters befolgen. In Wirklichkeit sind jedoch nur wenige fähig, während ihres irdischen Lebens so hoch aufzusteigen. In den meisten Fällen allerdings wird der Schüler eines wahren Meisters vor einer erneuten Geburt in einem irdischen Leib bewahrt.

Die vierte Gruppe sind die Meister selbst. Wenn die Zeit gekommen ist, daß ein Meister seinen irdischen Leib für immer aufgibt, legt er ihn aus freien Stücken ab und verläßt ihn, wie er es so oft während seines Lebens getan hat. Er entledigt sich seines Körpers als eines Werkzeugs, für welches er keine Verwendung mehr hat, steigt über alle materiellen, feinstofflichen und kausalen Welten auf und nimmt seinen Wohnsitz dort, wo es ihm zur Erfüllung seiner höheren Aufgaben und Verpflichtungen am günstigsten erscheint.

Der Aufstieg zu den höheren Regionen

Wenn der Schüler dem Meister in seiner Lichtgestalt begegnet, kann er unter dessen Führung den Aufstieg in die höheren Regionen antreten. Er wird sich jener Kräfte bewußt, die er erworben hat, und wird bemerken, daß sich sein Wissen und seine Erkenntnisfähigkeit in hohem Maße erweitert haben. Die ganze materielle Welt liegt nun wie ein offenes Buch vor ihm, und alles Wissen dieser niedrigen Welten ist ihm zu eigen geworden, denn jede Region, die er erreicht hat, gibt ihm das vollständige Wissen über die darunterliegende Welt.

Der Schüler befindet sich nun in der *Astralwelt*, der ersten Region über dem physischen Universum. Diese Region ist wunderbarer und schöner als die irdische Schöpfung und voll strahlendem Licht.

Während der Schüler die Harmonien des Klangstroms bereits einige Zeit nach der Einweihung zu hören beginnt, erhält er nun eine vollkommene Verbindung mit diesem hörbaren Lebensstrom, und sein geistiger Fortschritt wird von jetzt an erheblich beschleunigt.

Zusammen mit seinem Meister betritt der Schüler *Sahans dal Kanwal*, den großen Mittelpunkt der Astralwelt, das Kraftwerk des physischen Universums. Von dieser gigantischen Energiequelle geht die Kraft aus, welche die materielle Schöpfung hervorbringt und erhält.

Vor dem geistigen Auge des Schülers breitet sich eine wunderbare Welt aus, eine Vielfalt von Landschaften mit Bergen, Flüssen, Bäumen, Blumen und Bauwerken. Er begegnet unzähligen Menschen aus jedem Land der Erde, mit denen er sprechen kann, denn hier versteht jeder alle Sprachen. Die Lichter und Farben dieser Welt übertreffen alles bisher Gesehene. Der Schüler sieht all diese Dinge zum erstenmal, und zwar mit Augen, die er zuvor nicht zu gebrauchen wußte. Er wirkt jetzt mit seinem Astralkörper und benützt seine Astralsinne zur Verständigung genauso, wie er die physischen Sinne in dieser Welt gebraucht.

Der Schüler fühlt sich jetzt wie ein Mensch, der sein ganzes Leben in einer düsteren Gefängniszelle zugebracht und gerade seine Freiheit erhalten hat. Er tritt aus den Gefängnis-

mauern in einen herrlichen Garten hinaus, bereit, seinen Heimweg anzutreten. Tatsächlich beginnt er erst jetzt wirklich zu leben. Seine neugewonnene Freiheit erfüllt ihn mit berauschender Freude. Nun ist er in der Lage, seine Wanderschaft auf dem Pfad der Meister zu beginnen. Das ist der Weg, der ihn in seine ewige Heimat führen wird.
Bis zu diesem Augenblick hat er nichts anderes getan, als sich auf diesen Weg vorzubereiten. Der wirkliche Aufstieg zu den höheren Regionen beginnt erst hier.
Je weiter der Schüler voranschreitet, um so deutlicher wird der Klangstrom. Mit immer größerer Macht zieht er die Seele aufwärts, reinigt und veredelt sie. So schafft er die Voraussetzung für das Betreten der höheren Regionen.
Unter der Führung seines Meisters erreicht der Schüler *Trikuti,* die zweite Region. Hier bieten sich unzählige Sonnen, Monde und viele Firmamente voller Sterne dem Blicke dar. Die Seele wird sich hier ihrer vollkommenen Trennung vom physischen Universum bewußt und erhebt sich voll Freude zum oberen Teil dieser Region. Sie wandert durch Gärten, über Wiesen und Berge. Flüsse und Ströme mit kristallklarem Wasser fließen hier in Fülle. Die Seele erblickt die drei Berge *Mer, Sumer* und *Kailash,* die dem Bereich seinen Namen geben: *Trikuti* = drei Berge.
Danach gelangt der Schüler in die dritte Region, *Daswan Dwar,* eine Welt voll reinster Freude. Hier badet die Seele in *Mansarovar,* dem Teich des Nektars der Unsterblichkeit, wo sie von allen restlichen Unreinheiten geläutert wird.
Das Betreten der dritten Region bedeutet nicht nur einen weiteren Abschnitt auf dem Weg nach oben, sondern auch eine neue Entwicklungsstufe für den Fortschritt der Seele. Hier läßt sie die letzten Reste irdischer Unreinheit, den letzten der drei Körper, den Kausalkörper zurück. Vollkommen gereinigt sieht die Seele sich in dieser Region zum erstenmal

so, wie sie wirklich ist, nämlich als reinen, strahlenden Geist, ein Kind des Allerhöchsten.

Hier erkennt sie sich zum erstenmal selbst und ist vollkommen ungehindert und frei. Von jetzt an sind alle ihre Neigungen und ihr ganzes Streben nach oben statt nach unten gerichtet. Die Anziehungskraft der noch höheren Regionen wird überwältigend, und die Seele kann es nicht mehr erwarten, dorthin zu gelangen. Von hier kehrt sie nicht mehr zu einer Wiedergeburt im Fleisch zurück.

Von allen Unreinheiten befreit, erlangt die Seele jetzt einen Glanz, der zwölf Sonnen des physischen Universums gleichkommt, und sie steigt sehr schnell zu den noch vollkommeneren Regionen darüber auf.

Nachdem sie unermeßliche Entfernungen zurückgelegt hat, betritt die Seele die vierte Region, die ein großer Meister als „äußerst schön und lieblich und voller Licht" beschrieben hat. Diese Region ist der Zugang zu dem Sitz des Gebieters über *Sach Khand* (Wahre Heimat), der glorreichen fünften Region. Sie ist die Vorhalle zur allerhöchsten Ebene der Schöpfung.

Der Zutritt zur vierten Region wird durch eine Zone von solch tiefer Dunkelheit geschützt, daß nur ein wahrer Heiliger sie durchmessen kann. Nur er besitzt das Licht und die Macht, sie zu durchqueren und seine Schüler mit sich zu nehmen. Nur durch seine Gnade sind wir so weit gekommen.

Und nun laßt uns das Tor betreten, das zu dem Allerhöchsten Herrn von *Sach Khand* führt. Er ist der große Vater und Herr von uns allen und aller Regionen unter ihm. Er ist grenzenlose Liebe und unendliches Licht. Er übersteigt jegliche menschliche Fassungskraft.

Mit der fünften Region, der Urheimat der Seele, hat der Schüler den Bereich der Unsterblichkeit und Wahrheit erreicht. Hier erhält er die volle Belohnung für den langen

und mühsamen Ausbildungsweg: Er wird selbst zum Heiligen, und die Aufgabe seines Meisters, soweit sie diesen Weg betrifft, ist nun beendet.
Der erhabenste und schönste Teil des Pfades steht der Seele aber noch bevor. Drei weitere Welten oder Regionen von unvorstellbarer Schönheit und Herrlichkeit liegen noch über *Sach Khand.* Von jetzt ab übernimmt der himmlische Vater selbst die Verantwortung für das Geleit der Seele bis zum Ende der Reise. Durch seine große Liebe und sein Licht führt er den Schüler bei seinem Aufstieg durch all diese erhabenen Regionen. Zuerst wird die Seele auf mystische Weise mit dem innersten Wesen des himmlischen Vaters vereinigt. Indem sie mit ihm eins wird, erlangt sie auch all seine Eigenschaften und Fähigkeiten. Dann gelangt sie zu den drei übrigen Regionen: *Alakh Lok, Agam Lok* und *Anami Lok oder Radha Soami,* die Regionen des Höchsten Herrn alles Seienden.
Die Seele hat jetzt auch die drei Regionen oberhalb *Sach Khand* geschaut und ihr eigenes Wesen mit ihnen vereint. Alles, was sie darüber zu sagen vermag ist: „Die Liebe spielt die überragende Rolle. Alles ist Liebe — das sagt Radha Soami."

Wir haben jetzt das Ende der königlichen Straße der Heiligen erreicht. Wir haben den Weg beendet, zu dem wir von der gemeinsamen Ebene des irdischen Lebens aufgebrochen sind. Es war ein Weg von größter Herrlichkeit und größtem Triumphe. Stufe für Stufe sind wir von den niedrigen Ebenen der Erde zu den höchsten Bereichen der Seligkeit gelangt. Der Schüler hat sich von einem Wesen, das im Staub der Erde kriecht, zum wirklichen Gott voll Herrlichkeit und Macht gewandelt.
Das ist der Pfad der Meister! Gibt es unter den Religionen der Erde und den philosophischen Systemen etwas, das sich mit

der Herrlichkeit und den Möglichkeiten dieses Pfades vergleichen läßt?

Der Schüler, unsterblich geworden und keinen Veränderungen mehr unterworfen, wird nun ewig in der höchsten aller Regionen, der Region der Unsterblichkeit verweilen.

All dies läßt sich erreichen, während der Schüler und sein Meister noch in ihrer irdischen Gestalt leben. Bei klarem Bewußtsein und vollkommenem Erinnerungsvermögen bei der Rückkehr in den physischen Körper wird der strahlende Pfad zurückgelegt und das Ziel erreicht.

Nach all dem, was hier gesagt wurde, wird die Stellung des vollkommenen Meisters klar. Niemand kann den Weg zu den höheren Regionen ohne ihn betreten, weder in diesem Leben noch nach dem Tode. Ein Meister ist unerläßlich, wenn man zu diesen Bereichen gelangen will.

Glücklich ist die Seele, die Zuflucht zu einem lebenden Meister nimmt und unter seiner Führung den Weg zurücklegen kann. Von allen Menschen auf Erden ist sie am glücklichsten zu preisen.

Nachwort

„Was nun?“ oder „Was ergibt sich aus der Botschaft dieses Buches für mich?“ so mag jeder Leser fragen, der die Dinge nicht auf sich beruhen lassen will.
Wenn er schon jahrelang im geistigen Bereich geforscht hat, wenn er die Notwendigkeit eines lebenden, vollkommenen Meisters erkannt hat, dann ergibt sich die Frage, wie er Schüler eines solchen wahren Meisters werden kann.
Bevor der Leser sich nun allerdings zwecks weiterer Informationen an die untenstehende Kontaktadresse wendet, sollte er sich darüber im klaren sein, daß die Grundsätze dieser Lehre kompromißlos befolgt werden müssen:

1. ein sauberes, moralisch einwandfreies Leben,
2. die strikte Einhaltung einer lakto-vegetarischen Ernährungsweise (ohne Fleisch, Fisch, Eier und solche Nahrungsmittel, die diese enthalten; Milcherzeugnisse sind erlaubt),
3. der Verzicht auf Alkohol und Drogen,
4. Zweieinhalb Stunden Meditation täglich (nach erfolgter Einweihung).

Darüber hinaus sollte der Leser bedenken, daß der vom Verfasser aufgezeigte Weg — wenn er auch am Ende einem Triumphzug gleichkommt — mindestens am Anfang für fast jeden, der ihn zu gehen sich entschlossen hat, keine kontinuierliche Folge einer großartigen inneren Schau ist, die ihn aller irdischen Sorgen und Miseren menschlichen Lebens enthebt, sondern zunächst eher ein Kleinkrieg mit sich selbst und seinem eigenen Ich, seinem Intellekt, seiner ganzen mentalen Verfassung. Selten werden hochgesteckte Ziele in einem Handstreich genommen. Ganz kleine Erfolge, oft kaum merkliche kleine Schritte, sind die Bausteine der Vollendung — um die es sich hier schließlich handelt — doch die Vollendung selbst ist keine Kleinigkeit! An der Richtigkeit des alten griechischen Sprichworts, daß die Götter vor die Tugend, vor den Erfolg den Schweiß gesetzt haben, hat sich auch hier nichts geändert. Und, um wirksam werden zu können, erfordert auch die Hilfe des Meisters ein bereitwilliges Mitziehen des Schülers und ein volles und bedingungsloses Sich-Öffnen. Wer dazu noch nicht ernstlich bereit oder fähig ist, hat wenig Aussicht, durch so etwas wie eine „unverbindliche Kostprobe" von all den in diesem Buch geschilderten höheren Ebenen der Schöpfung und von den in ihm selbst noch schlummernden geistigen Fähigkeiten durch eigenes Erleben sich überzeugen zu können.

Obwohl Sant Mat, der Yoga des Klangstromes, ein Weg ist, der praktisch gelebt werden muß, wobei die Meditation die Hauptrolle spielt, ist es notwendig, sich noch eingehender anhand der Literatur zu informieren, bevor man ihn beschreiten will. Für ein weiteres Studium steht eine große Anzahl von Büchern in deutscher und englischer Sprache — siehe Anhang — zur Verfügung.

Die Notwendigkeit, das Wissen um diesen Pfad zu vertiefen, ist darin zu sehen, daß wir den bei uns westlichen Menschen vielfach hoch- und manchmal überentwickelten Verstand zuerst überzeugen und dann zur Mitarbeit gewinnen müssen, ohne die kein Fortschritt auf dem Pfad denkbar ist.

Wer diesen entscheidenden Schritt in Richtung auf den Pfad getan hat, wird, wenn er sich recht bemüht, bald die führende Hand des Meisters spüren, und zwar desto mehr, je konsequenter er vorwärtsstrebt im Vertrauen zu ihm.

Wenn man die Einweihung anstrebt, braucht man deswegen nicht nach Indien zu reisen. Sie kann im Auftrage des Meisters auch hier in Europa empfangen werden.

Radha Soami Satsang Beas Deutschland Rudolf Walberg
Postfach 1544
D-65800 Bad Soden/Ts.

Sant Mat-Bücher in deutscher Sprache

Die Befreiung der Seele
von Stanley White – Die Sant Mat-Lehre aus der Sicht eines amerikanischen Religionswissenschaftlers

Botschaft der Meister
Von Maharaj Charan Singh – Vorträge des Meisters

Gespräche mit Sawan Singh
von Daryai Lal Kapoor – Leben und Lehre des Meisters Sawan Singh

Der Göttliche Pfad –
Darstellung der Lehre von Maharaj Charan Singh

Der lebende Meister
von Katherine Wason – Ihre erste Begegnung mit Maharaj Charan Singh

Die Mystik des Johannes-Evangeliums
von Maharaj Charan Singh – eine Interpretation des Johannes-Evangeliums

Der Ozean in einem Tropfen
von Paul Storm – Wie der Autor zum Pfad fand

Philosophie der Meister
von Maharaj Sawan Singh – Eine umfassende Darstellung der Lehre

Reise zum Licht
von Dr. Julian P. Johnson – Berichte über sein Leben beim Meister Sawan Singh

Stirb um zu leben
von Maharaj Charan Singh – Der Meister beantwortet Fragen bez. Meditation

Der Weg zum Licht
von Maharaj Charan Singh – Antwortbriefe des Meisters 1965–1971

Yoga und die Bibel
von Joseph Leeming – Biblische Wahrheiten aus der Sicht von Sant Mat

Sant Mat-Bücher in englischer Sprache

Discourses on Sant Mat
von Maharaj Sawan Singh – Vorträge

Divine Light
von Maharaj Charan Singh – Darlegung der Lehre sowie Antwortbriefe 1959–1964

Guru Nanak
von J. R. Puri – Sein Leben und seine mystische Lehre

Light on St. Matthew
von Maharaj Charan Singh – Eine Interpretation des Matthäus-Evangeliums

Master Answers
von Maharaj Charan Singh – Antworten des Meisters an Zuhörer in Amerika bei seiner Rundreise 1964

Mystic Bible
von Dr. Randolph Stone – Einführung in ein mystisches Verständnis der Bibel, insbesondere des Alten Testamentes

Mysticism, the Spiritual Path, Band I + II
von L. R. Puri – Vergleich verschiedener mystischer Schulen

Philosophy of the Masters, Bd. I–V
(Gurmat Sidhant) von Maharaj Sawan Singh – eine umfassende Darstellung der Lehre

Science of the Soul
von Maharaj Jagat Singh – Vorträge und Auszüge aus Briefen des Meisters, 1948–1951

Spiritual Gems –
Briefe des Meisters Sawan Singh 1919–1948

With the Three Masters, Bd. I–III –
Tagebuch-Aufzeichnungen von Rai Sahib Munshi Ram, Sekretär von drei Meistern

Und zahlreiche weitere Titel auf Anfrage.

Kontaktadressen

Deutschland:
Rudolf Walberg
Postfach 1544
65800 Bad Soden/Ts.

Österreich:
Hansjörg Hammerer
Sezenweingasse 10
5020 Salzburg

Schweiz:
Olivier de Coulon
„Mon Fertile"
Rue du Centre
1131 Tolochenaz

Darüber hinaus gibt es in über 40 Ländern der ganzen Welt Kontaktadressen für Informationen und Bücher.